AF503119

ÉTUDES

SUR LES EAUX MINÉRALES

DE CAUTERETS

(Hautes-Pyrénées)

PAR

Le docteur A. COMANDRÉ.

MÉDECIN CONSULTANT A CAUTERETS, ANCIEN MÉDECIN DES ÉPIDÉMIES.

SOMMAIRE :

I. Relation d'une observation personnelle d'affection chronique de poitrine guérie par ces eaux.
II. De la fièvre thermale.
III. Appropriation thérapeutique des diverses sources. Indications et contre-indications.
IV. Utilité des eaux de Cauterets transportées.

PARIS

J.-B BAILLIÈRE ET FILS

LIBRAIRES DE L'ACADÉMIE IMPÉRIALE DE MÉDECINE
Rue Hautefeuille, 19

1868

ÉTUDES

SUR LES EAUX MINÉRALES

DE CAUTERETS

ÉTUDES

SUR LES EAUX MINÉRALES

DE CAUTERETS

(Hautes-Pyrénées)

PAR

Le docteur A. COMANDRÉ,

MÉDECIN CONSULTANT A CAUTERETS, ANCIEN MÉDECIN DES ÉPIDÉMIES.

SOMMAIRE :

I. Relation d'une observation personnelle d'affection chronique de poitrine guérie par ces eaux.
II. De la fièvre thermale.
III. Appropriation thérapeutique des diverses sources. Indications et contre-indications.
IV. Utilité des eaux de Cauterets transportées.

PARIS

J.-B. BAILLÈRE ET FILS

LIBRAIRES DE L'ACADÉMIE IMPÉRIALE DE MÉDECINE
Rue Hautefeuille, 19

1868.

AVANT-PROPOS.

L'expérimentation clinique a toujours été et sera certainement encore la pierre de touche qui prononcera en dernier ressort sur la valeur d'un remède ou d'une médication. La relation d'une observation faite avec soin restera le fondement sur lequel devront s'étayer toutes les doctrines qui voudront naître et tendre à la constitution de la science, ou mieux de l'art médical. Il n'y a donc rien que d'utile à de pareilles œuvres, sauf à soumettre à l'appréciation des praticiens les conclusions que croit devoir en déduire l'auteur. C'est là notre premier but.

Dans l'espèce cependant un autre sentiment, celui de la reconnaissance, vient gourmander notre plume. Nous laissons, à ceux de nos confrères qui ont été témoins de la durée et de la gravité de nos souffrances, de dire si ce sentiment de gratitude envers des eaux qui nous ont conservé la vie, est légitime et mérité.

Pendant l'évolution de la maladie dont nous allons faire le récit, nous avons naturellement cherché à nous rendre compte de la cause de l'action curative des eaux de Cauterets. Nous savions à priori que leur analyse chimique ne jettait pas grande lumière sur ce secret que tout thérapeutiste tiendrait tant à dévoiler. Nous avons tourné nos regards vers les phénomènes produits par les eaux sur les sujets qui en font usage ; et la fièvre thermale nous a parn mériter une attention toute spéciale. Nous la croyons destinée à éclairer la question de l'action curative bien autrement que ne pourront jamais le faire les analyses chimiques bien propres à déterminer la place que la substance doit occuper dans les cases étiquettées d'un laboratoire, mais peu aptes à lui assigner le rang qu'elle mérite dans la thérapeutique.

L'étude des symptômes pathogénétiques, est la voie d'analyse que doit suivre le médecin. C'est l'analyse médicale, clinique, autrement importante que l'analyse chimique qui ne saurait être que très-accessoire. Nous donnons un résumé de ces premières études, incomplètes assurément.

Un mot sur les indications et contre-indications des eaux, un aperçu des propriétés de chacune des nombreuses sources de cette riche station, nous ont paru pouvoir intéresser les lecteurs.

Enfin, un exposé de l'utilité que l'on peut retirer en tout temps de l'emploi de ces eaux transportées, pourra conduire les praticiens à faire profiter leurs malades des bienfaits de ces sources dont les distances les avaient privés jusqu'à ce jour.

Heureux nous serions, si ce que nous allons dire pouvait conduire quelques malades à retirer des eaux de Cauterets les mêmes profits que nous, et les porter envers elles à la reconnaissance qui nous anime.

Dr A. COMANDRÉ.

1er Octobre 1867.

RELATION

D'UNE GRAVE

AFFECTION CHRONIQUE DE POITRINE

Soumise à l'action des Eaux de Cauterets.

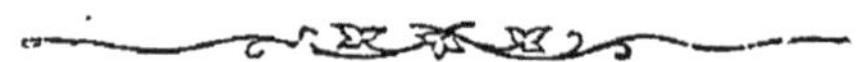

Celui qui voudrait étudier le climat de la Provence, du Languedoc, du Dauphiné même, aurait à prendre en première considération le mistral.

Le mistral, en le sait, est un vent violent, venant du nord, qui se lève tout-à-coup, en toute saison de l'année, règne de trois à huit jours et se calme avec la même spontanéité. Il souffle depuis Lyon jusqu'à la mer, suivant le cours du Rhône, étendant latéralement ses ondées atmosphériques, depuis les montagnes des Cévennes jusqu'aux Alpes et amène des baisses de température considérables et instantanées.

La ville de Nîmes, située à 30 kilomètres de la rive droite du fleuve, subit fortement l'action de ce vent. C'est dans cette ville et dans ces conditions atmosphériques qu'au mois de mars 1862, se manifesta chez nous-même l'affection de poitrine objet de ce récit.

Un catarrhe qui des régions cervicales se porta sur les bronches, fut contracté d'abord. A peine ce catarrhe commençait-il à mûrir (expression consacrée), que sous l'action d'un nouveau souffle du mistral, des douleurs rhumatoïdes à la nuque, dans les muscles cervicaux, aux régions mastoïdiennes, avec céphalée, reparurent. Le jour suivant, sensation de plénitude dans la poitrine, fatigue générale et propension au sommeil. — Le lendemain, même état.

Tout-à-coup une quinte de toux fait rendre un crachat teint de sang.

L'impression que nous en éprouvâmes fut profonde. Une sueur froide couvrit notre corps; une syncope survint. — Du râle dans les bronches, des expectorations de sang pur rutilant avaient lieu. Le pouls s'élevait, devenait actif, ondulant, hémorrhagique.

Quelques gorgées d'eau fraîche prises et un peu de repos, nous pûmes rentrer chez nous. Notre excellent confrère, le Dr Pleindoux, chirurgien en chef des hôpitaux, vint nous prodiguer ses soins. Il nous est bien permis de lui en exprimer encore ici notre gratitude.

Pédiluves sinapisés; potion anti-hémoptoïque, boissons astringentes, repos au lit. Sous l'influence de ces moyens rationnels l'hémoptysie s'arrêta. Le lendemain le crachement sanglant n'avait pas reparu. Sommeil pendant la nuit. — Au réveil expectoration d'un crachat gélatineux, violacé, un peu sanglant.

Même traitement, plus sangsues au fondement. Pouls ni dur ni plein.

Le troisième jour : amélioration encore. Point d'hémoptysie. La poitrine assez douloureuse commande le silence, afin d'éviter toute provocation de la toux. — Les crachats rares, sont jaunâtres, épais avec quelques stries de sang.

Le quatrième jour : il survient un peu de sueur qui semble être critique. L'auscultation n'accuse que la région antérieure du poumon gauche où s'entendent quelques râles muqueux.

Les jours suivants mêmes symptômes, plus faiblesse extrême ; amaigrissement marqué. La région antérieure de la poitrine, toujours douloureuse, conduit à une friction avec la pommade d'Authenriech. L'apparition des pustules n'est suivie d'aucun amendement.

Dix jours après l'accident hémoptoïque, nous pouvions sortir et reprendre un peu nos occupations, mais il y avait chez nous une faiblesse extrême; expectoration le matin de crachats jaunâtres striés de sang avec sensation de déchirement dans le poumon. Un jour même ces crachats furent d'un blanc rosé fort semblables à du pus. Ce caractère ne persista pas.

Nous étions arrivés aux premiers jours d'Avril. Un nouveau souffle du mistral nous fit sentir sa fâcheuse influence. — Nous ne tairons pas un accident qui ne s'est plus reproduit et que nous n'avons jamais eu occasion d'observer ailleurs. Après l'expectoration d'un crachat volumineux composé de sang artériel et veineux, une sueur abondante ruissela sur tout notre corps. Le gilet de flanelle était littéralement trempé et exhalait une odeur infecte qui ne put être supportée par la personne la plus dévouée qui était à notre aide. Cette odeur repoussante toute *sui generis*, n'aurait su être rapportée à aucune de ces odeurs propres à certains sujets dans telles ou telles conditions de santé ou de maladie. Ce phénomène ne s'est plus reproduit.

Il serait superflu d'en dire davantage. Ce fut à peu près le même état jusqu'au 1er juillet suivant, époque attendue pour nous rendre aux eaux.

Nous arrivâmes à Cauterets. Voici quel était alors notre état :

Aucune douleur dans les sommets des poumons ; aucuns bruits anormaux dans ces mêmes points; un peu de râle à grosses bulles dans les gros tubes aériens vers la biffurcation de la trachée. Parfois quelques irrégularités dans le rhythmes du cœur concordant avec des battements forts, mais peu persistants. — Douleur sous-sternale dont nous avons parlé et irritation avec quelques granulations au larynx. La toux était une sorte de raclement du gosier amenant des crachats striés jaunes déjà décrits. — La faiblesse et la maigreur très-prononcées; peu d'appétit.

Nous fûmes en rapport à Cauterets avec nos confrères, les Drs Gigot-Suard et Dimbarre, qui rattachèrent nos souffrances à une affection herpétique. Nous verrons combien l'avenir devait justifier cette opinion (1).

PREMIER TRAITEMENT.

Il n'est guère de médecins qui n'aient eu occasion de noter un symptôme qui se présente quelquefois chez les malades au début d'une médication et qui peut être pris pour l'indice d'un effet salutaire. C'est l'appétence du remède employé.

Les eaux minérales bues avec répugnance ne font guère de bien ; mais elles ne sont pas sans résultat utile lorsqu'elles sont bien acceptées par les malades. Nous fûmes dans ces bonnes dispositions à l'égard des eaux de Cauterets. — Dès les premiers verres, cette sensation de doux velours qu'éprouvent dans le gosier et l'œsophage les malades à poitrine irritée, était portée chez nous à un haut degré.

Nous commençâmes par un demi-bain pris à la Raillère tous les jours, et un quart, puis un demi-verre matin et soir bu à la même source.

Premier effet des eaux. — Il ne fallut pas huit jours pour

---

(1) Nous joindrons ici, à ceux déjà nommés, les noms de nos confrères qui, pendant cette longue période de souffrances, nous ont aidé de leurs conseils. Que nos remerciements arrivent à MM. Bourdel, professeur, à Montpellier, Béchet, à Avignon et Levieux à Bordeaux.

sentir une tonicité générale avec sentiment de chaleur dans les lombes, les jambes et le bas-ventre.

Cependant, l'état de la poitrine restait le même. Une inspiration profonde était arrêtée par une douleur semblable à celle qu'aurait produite une compression exercée entre le sternum et le dos; mais il n'en fut plus ainsi dès que nous fîmes usage de la pulvérisation. Chaque séance était suivie d'un soulagement dont la durée variait d'une demi-heure à une heure. Puis tout rentrait dans le premier état.

Après vingt-cinq jours, quand nous quittâmes la station, les douleurs de la poitrine auraient bien semblé un peu moindres. L'inspiration aurait paru s'étendre un peu plus facilement avant que la barre d'arrêt vînt se faire sentir. Les produits de la sécrétion bronchique semblaient aussi se déta-cher mieux; mais ce n'étaient point là des changements en bien comparables à ceux survenus dans l'état général.

Celui-ci était grandement amélioré : de la couleur à la peau, de la fermeté dans les tissus, bien moins de maigreur et surtout plus de forces, du sommeil, de l'appétit, résu-maient favorablement les bienfaits de ce premier traitement. Si nous disons « que nous nous sentions le courage de fran-» chir l'hiver et emportions la conviction de pouvoir revenir » ce sera traduire la différence qu'il y avait dans notre état entre le jour de notre départ et celui de notre arrivée.

Nous rentrâmes à Nîmes. Le redoutable mistra nous y attendait. Son influence fut fâcheuse. Une toux exprimée par un râclement au gosier était presque continuelle. Les sucs de réglisse, les pastilles de gomme, de tolu; les infusions béchiques étaient des palliatifs dont les faibles effets leur méritaient à peine ce titre. — La douleur sous-sternale reprit de l'intensité, et les stries de sang reparurent dans les expectorations.

Nous arrivâmes ainsi jusqu'à fin décembre, époque à laquelle nous allâmes habiter Bordeaux..... Bordeaux, la ville de la pluie incessante qui n'a pas de soleil, mais qui n'a pas de mistral. Ce que notre santé éprouva dans ce climat nous porte à reconnaître avec bien d'autres : qu'un climat même pluvieux, mais sans vents, sans variations brusques de l'atmosphère et à température uniforme, même privé de soleil, est plus approprié à des poitrines irritables qu'un climat sec, à ciel serein et à soleil splendide, lorsque ce dernier a pour hôtes le mistral et les torrents de poussière qu'il soulève.

Cependant nous avions la poitrine trop malade pour que ce climat pût suffire à la guérir. Pendant tout l'hiver le froid, la fatigue physique éveillaient de la fièvre. L'expectoration continua pendant toute cette saison avec des intermittences d'amendement que nous obtenions par l'usage des eaux de la Raillère transportées.

Nous attendions mieux du printemps. Il n'en devait rien être.

De longs voyages, de longues conversations nous avaient absorbé pendant les mois d'avril et de mai. Dans les premiers jours de juin survint beaucoup plus de fatigue. Les douleurs thoraciques redoublaient, l'expectoration était plus difficile; survinrent des sueurs nocturnes, débilitantes.

Le 5 juin (1863) nous nous éveillâmes plus fatigué. Dans la matinée, un effort de toux nous fit rendre un crachat énorme composé de matière muqueuse jaunâtre et de sang caillé. La poitrine fut comme déchirée; une sueur froide parcourut tout le corps et nous tombâmes en syncope.

Nous ne saurions comparer à rien le bien-être que nous ressentîmes en reprenant nos sens. Nous crûmes avoir laissé toutes nos souffrances dans cette suspension momentanée de tout sentiment. — Nous prîmes une potion avec l'ergotine. Il n'y eut pas d'autre accident local, mais la faiblesse devint extrême, la maigreur excessive et les sueurs nocturnes furent très-abondantes,

DEUXIÈME TRAITEMENT.

Dix jours après cet incident nous arrivions à Cauterets.

Nous y arrivions bien plus malade que l'année précédente : Appétit dépravé ; toux caverneuse ; douleur sous-sternale retentissant dans le dos, sous les omoplates ; crachats fréquents, visqueux, collants, pneumoniques..... Nous n'espérions plus guérir !

Que faire ? Le traitement thermal fut recommencé avec activité et persistance.

La Raillère en boisson (un demi, puis trois quarts de verre matin et soir) ; un bain à la même source tous les jours et une séance de pulvérisation. Le tout aidé d'un régime composé de consommés de volaille et de viandes rôties saignantes. Ce traitement fut religieusement suivi jusqu'au 5 septembre, avec une seule interruption de huit jours.

Il ne survint aucun accident thermal ; la tolérance fut parfaite.

Deuxième effet des eaux. — Comme l'année précédente, l'état général fut le premier et de beaucoup le plus amélioré. Les sueurs nocturnes cessèrent, les forces revinrent, la peau se colora, la maigreur extrême disparut, l'appétit revint.

Localement les douleurs de poitrine eurent moins d'intensité ; la toux perdit le son caverneux ; l'expectoration moins abondante conserva ses caractères pneumoniques.

Nous quittâmes Cauterets sans avoir plus obtenu de cette longue saison ; mais peu de jours après l'effet utile s'exprima franchement. En effet, pendant le mois de septembre, et malgré de longs voyages fatigants, nous sentions la santé revenir. Vers le milieu du mois d'octobre nous rendîmes un crachat volumineux, jaunâtre, mêlé de sang en tout fort semblable à celui du mois de juin précédent.

Quelle ne fut pas notre surprise ! Au lieu cette fois d'une

sensation de déchirement dans la poitrine, nous éprouvâmes un grand soulagement. La douleur sous-sternale venait de disparaître et la barre d'arrêt ne venait plus troubler l'élan de l'inspiration.

Le jugement favorable que nous osions à peine porter sur ces symptômes, n'était point hasardé. Une crise venait d'avoir lieu. A dater de ce jour les souffrances thoraciques ont grandement changé. Ce qui en restait n'en n'était qu'une pâle image. Plus de stries de sang dans les matières expectorées. Une apparence granuleuse blanc-nacrée a succédé aux caractères cacoëtiques. C'était le crachat pneumonique; ce n'est plus que le catarrhal.

Les effets salutaires de cette crise locale ne se démentirent pas pendant l'hiver suivant; toutefois on peut comprendre que le moindre rhume était une occasion de souffrances autres que ce qu'il avait pu être avant ces accidents. Nous les combattîmes avec de l'eau de la Raillère transportée prise en boisson et inhalation.

Pendant les étés de 1864 et 1865 nous négligeâmes de faire un assez long usage des eaux et nous eûmes lieu de le regretter.

En 1866 survint une plus grande fatigue.

Arrivé à Cauterets au commencement de juin, immédiatement l'usage des bains et de la boisson commença; mais les phénomènes qui se produisirent sont intéressants au superlatif et trahissent bien des secrets dans l'action des eaux.

En effet, nous eûmes une vraie fièvre thermale exprimée par des maux de reins, fourmillements à la peau des jambes, ténesme intestinal, suppression des urines, et une orchite très-douloureuse se déclara. Tous ces symptômes ne cédèrent que trois jours après à l'emploi des bains de la source Rieumiset.

Ce ne fut par tout! cette fièvre thermale fut suivie de l'apparition, au-devant du sternum, d'un petit bouton phlycténoïde, cuisant comme le feu. Il en parut bientôt d'autres à côté, et enfin l'auréole de l'herpès aigu fut bientôt dessinée. La cuison brûlante cessa après l'ouverture des phyctènes; mais après l'éruption cutanée prit et a conservé depuis, tous les caractères d'un lichen qui s'est étendu sur les parties voisines.

Le traitement thermal fut repris avec plus de circonspection. Les symptômes thoraciques, toux, expectoration, furent vite amendés; mais le lichen n'a pas disparu.

L'hiver de 1866-67 a été passé dans un pays essentiellement insalubre, aux embouchûres du Rhône où nous étions chargé du service sanitaire des chantiers de construction du canal Saint-Louis. Malgré tous les moyens prophylactiques dont nous nous sommes entouré, et de fréquents voyages à Arles pour changer d'air, nous n'avons pu éluder entièrement les effets de l'impaludisme. Dans cette contrée il n'est pas d'exemple qu'actuellement une personne puisse séjourner pendant dix à douze semaines consécutives sans y être atteinte par des accès plus ou moins graves. A la fin du mois de mai dernier, nous avions pris un teint jaune caractéristique, des selles diarrhéïques, du dégoût, une bouche pâteuse, des douleurs erratiques dans les membres trahissaient l'intoxication.

A cela se joignait une expectoration abondante de crachats de mauvais aspect, fort semblables à ceux que nous avons dépeints et qu'on voyait aux premiers jours de la maladie qui nous occupe. — La poitrine était douloureuse dans sa généralité. Des râles crépitants se faisaient entendre sur tous les points et un pityriasis à la tête faisait des progrès.

L'eau de Cauterets cet été (1867) prise avec prudence et en suivant bien les indications, a encore fait disparaître tous ces fâcheux symptômes, sauf l'éruption cutanée herpétique dont nous craindrions bien d'avoir à regretter la disparition.

Dans le récit que nous venons de faire, entraîné par l'exposé historique, nous avons bien parlé des milieux dans lesquels la maladie s'était déclarée; mais le tempérament, la constitution, les maladies antérieures, l'habitus enfin du sujet lui-même ont été laissés sous silence. Il est indispensable de donner jour à cet élément du problême avant de chercher à interpréter les phénomènes curateurs produits par les eaux.

Fils d'un père âgé de 94 ans, quoique d'une petite complexion et en outre catarrheux et goutteux depuis plus de quarante ans, mais jouissant d'une santé relativement excellente, et d'une mère qui succomba à l'âge de 58 ans, à la suite d'une pneumonie aiguë, femme d'un fort embonpoint, blonde et lymphatique; nous avons eu dans notre jeune âge de fréquentes affections vermineuses et abdominales. Très-impressionnable, d'une activité physique grande, nous présentons le type du tempérament lymphatique nerveux.

La rougeole, des catarrhes, des fièvres éphémères précédèrent une affection grave qui survint à l'âge de 14 ans (1831) et qui mérite quelques détails à cause de l'analogie des symptômes et des rapports probables qu'elle a eus avec la maladie qui nous occupe.

Pendant l'hiver de 1830-31, à l'âge de 14 ans, un catarrhe pulmonaire très-intense passé à l'état de bronchorrée, présenta tous les caractères de la phthisie muqueuse. Une langue toujours couverte d'un enduit saburral, avait donné lieu à des purgations fréquentes sans résultat utile. Cette bronchorrée ne céda qu'au bout de six mois à l'usage du suc de cresson frais.

En 1838, pendant nos études médicales, nous contractâmes à l'hôpital des cliniques un psoriasis très-intense dont la cure fut longue. Pendant le traitement de cette dermatose survint une fièvre typhoïde très-grave avec hémorrhagies intestinales abondantes. Sa période d'évolution dura du 14 août au

6 novembre. Pendant son cours la maladie psorique disparut pour revenir avec une intensité extrême dès que commença la convalescence.

De 1838 à 1854 fréquentes bronchites catarrhales. En 1854 nous fûmes atteint du choléra épidémique. Épargnons au lecteur l'exposé des mortelles angoisses et du vrai martyre que nous infligea ce fléau. Il prit la forme spasmodique sudatoire si bien décrite par le Dr Roux, chirurgien en chef de l'hôpital de la marine, à Toulon. Pendant quatre ans nous traînâmes une existence déplorable. Le choléra nous vait laissé une sorte de gastralgie liée à un état nerveux qui cessa en 1858 par l'usage des eaux bi-carbonatées sodiques de Quézac (Lozère) (1). En 1860 nous eûmes une fièvre scarlatine grave, et en 1861 l'hémoptysie par laquelle nous avons commencé cette narration.

REFLEXIONS.

Cette observation fournit un exemple frappant de guérison d'un état de phthisie.

Ce que nous avons dit des maux éprouvés dans le cours de notre vie jette une vive lumière sur la génération de la maladie qui nous occupe. Cette constitution lymphatique nerveuse, sa débilitation par des maladies antérieures graves : fièvre typhoïde, choléra asiatique à forme spasmodique sudatoire qui ne finissait jamais ; souffrances de l'appareil respiratoire commençant à l'âge de 14 ans par une bronchorrée de longue durée ; ces nombreux catarrhes ; ce psoriasis intense ; la scarlatine enfin, dont la manifestation locale affecte si particulièrement les premières voies de l'appareil

---

(1) Le souvenir de ces misères ravive nos sentiments de gratitude envers les docteurs Béchet, d'Avignon, et Serre, d'Alais.

respiratoire ; n'avaient-ils pas tout préparé pour que cette cause accidentelle (le mistral) déterminât une affection pulmonaire grave ?

D'ailleurs une muqueuse depuis longues années siége de fluxions catarrhales souvent répétées, ayant fourni des sécrétions abondantes, finit par devenir molle, boursoufflée, dilatable, d'une extrême laxité et se prête facilement à une congestion et exsudation sanguines, même à une déchirure de son tissu surtout lorsque les granulations, conséquence d'un état herpétique, l'ont envahie.

En conséquence, il nous paraît évident qu'au mois de mars 1862, nous étions frappé d'une congestion pulmonaire siégeant à la bifurcation des bronches avec dilatation de ces dernières et ramollissement de la muqueuse ; le tout dominé par un élément herpétique. Que des tubercules existassent ou non dans le parenchyme, le désordre local ne laissait pas que d'être sérieux et lié à un état général portant tous les caractères de la phthisie confirmée. — Le pronostic ne pouvait être que fort grave.

Qu'advint-il par l'usage des eaux ?

L'expérimentation clinique nous a révélé la loi de physiologie pathologique, à savoir : Dans l'évolution curative des maladies chroniques soumises à l'action des eaux minérales, la nature suit une voie inverse de celle qu'elle parcourt dans les maladies aiguës ; tandis que dans celles-ci ce sont les symptômes locaux qui s'amendent les premiers, l'effet médicateur dans celles-là se fait d'abord sentir dans toute l'économie. Ainsi dans la pneumonie aiguë, il faut que l'hépatisation ou l'engoûment du poumon soient bien amendés, que la fièvre se calme avant que les forces reparaissent. Dans la pneumonie chronique, les vieux catarrhes, la tuberculose, le premier effet d'une médication utile est de raviver l'état général, de reconforter le sujet avant de voir commencer l'amendement des symptômes locaux.

Ce fut bien l'ordre de succession des phénomènes qui put être constaté. Pendant deux ans consécutifs, et à trois reprises du traitement thermal, ce furent d'abord les forces générales que l'on vit revenir, tandis que la poitrine resta douloureuse et l'expectoration persista avec ses mauvais caractères.

C'est l'action générale et première, commune à toutes les eaux sulfureuses ; mais à côté d'elle il y a l'action propre, spécifique, de chaque source ; l'action dite élective, qui s'adresse à tel ou tel ordre de maladies, même à tel ou tel siége de la même maladie. Cette action curative locale quoique secondaire, tardive, n'en arrive pas moins. Ce ne fut qu'après la double saison de 1863 qu'eut lieu une crise traduite par une expectoration caractéristique qui vint clore la période des douleurs pectorales et des crachements sanguinolents.

Que cette crise salutaire soit rattachée à des propriétés curatives spécifiques ou à la tonicité générale, il n'est point besoin de dire ce qui serait advenu si, après l'accident de juin 1863, nous étions resté sans le puissant secours de Cauterets. Les sueurs nocturnes se seraient accrues sous l'influence des chaleurs de la saison ; l'affaiblissement eût été croissant. La sécrétion locale devenue de plus en plus abondante eût entièrement épuisé nos forces radicales et la fièvre colliquative eut bientôt annoncé la fin de ces misères.

Mais les bains et la boisson nous ont tonifié dès les premiers jours. L'inhalation (1) de l'eau pulvérisée calma les douleurs de poitrine et notre organisme, au moyen de cet aide puissant, triompha du désordre pulmonaire.

---

(1) Cette question de la valeur des pulvérisations si controversée, ne soulève pas le moindre doute pour nous. Vainement, par des expériences ingénieuses, parviendra-t-on à prouver que la poussière liquide pénètre plus ou moins avant dans les tuyaux aériens et arguera-t-on de là de son plus ou moins de puissance curative. L'expérience

Enfin, la fièvre thermale que nous subîmes l'année dernière après quelques bains, est un fait qui n'est pas rare aux eaux de Cauterets. Son importance mérite que nous lui consacrions un chapitre spécial. Nous croyons que c'est par là que l'on pourra arriver à quelques lumières sur la cause si recherchée de l'action curative des eaux minérales, plutôt que par des analyses chimiques qui, jusqu'à ce jour ont plus enrichi les cabinets des physiciens que ceux des thérapeutistes.

Enfin le dernier phénomène qui a paru, l'apparition de la maladie cutanée, nous révèle bien l'action puissante de ces eaux précieuses. Elles ont été chercher dans les profondeurs

---

clinique faite sur nous et bien d'autres, nous fait reconnaître que cette aspiration des poudres liquides, quelles que soient leurs voies d'action plus ou moins topiques, est d'un effet utile, certain, et dont les premiers résultats ne se font pas attendre.

En admettant même, ce qui est encore contesté, que les principes sulfureux des eaux ne pénètrent que jusqu'au pharynx et au larynx et nullement dans les ramifications bronchiques et encore moins dans les capillaires et les vésicules, peut-on en arguer que la pulvérisation ne sera suivie d'aucune action sur le poumon ?

Ce contact immédiat dont nous comprendrions jusqu'à un certain point l'indispensable nécessité pour produire une réaction dans un laboratoire de chimie, est moins indispensable lorsqu'il s'agit de phénomènes physiologiques. En effet, outre qu'il n'est pas absolument prouvé que ce soit aux composés sulfureux des eaux que l'on doive l'effet médicateur de ces dernières, puisque les eaux du Montdore (qui ne sont pas sulfureuses) guérissent aussi des affections pulmonaires chroniques. Nous appellerons l'attention sur le fait que voici :

Les conjonctivites aiguës et chroniques étaient depuis longtemps traitées par une solution plus ou moins concentrée de nitrate d'argent portée directement sur la conjonctive malade. Aujourd'hui on se contente d'appliquer cette solution sur la peau des paupières, loin de tout contact avec la conjonctive, et l'effet curateur n'en est pas moins certain.

Les résultats des expériences chimico-physiques ne sauraient infirme les données de l'observation clinique.

de la texture de notre organisme, un principe morbide qui y était caché depuis vingt-sept ans !

En résumé, il est évident :

1° Que les eaux de Cauterets en 1862 et 1863 nous ont conservé la vie en nous rendant les forces, reconfortant notre constitution profondément atteinte et favorisant une crise locale salutaire ;

2° Qu'en 1866, elles ont produit une fièvre thermale, aiguë et là manifestation à la peau d'un herpès, dégageant ainsi les tubes aériens envahis par l'affection psorique :

Résultats immenses dans des cas aussi graves ! guérison relative, si satisfaisante, qu'elle autorise à espérer que les mêmes eaux pourront éliminer entièrement le principe morbifique qu'elles ont déplacé et mis à jour !

DE LA FIÈVRE THERMALE

I

Ce que c'est que la fièvre thermale

Les eaux minérales, comme toutes les substances médicamenteuses, sont de véritables poisons dont l'intensité se mesure plus par l'impressionabilité du sujet qui en fait usage, que par la quantité employée.

Il n'est pas rare de voir, à Cauterets, des personnes boire jusqu'à cinq et six verres et plus d'eau minérale sans en être incommodées. Nous avons connu un ancien pharmacien du département du Tarn-et-Garonne, qui buvait impunément chaque jour jusqu'à neuf verres d'eau de La Raillère.

D'autre part, il ne manque pas de sujets auxquels l'on est obligé de réduire les doses à des demi, des quarts de verre. Pourquoi? Parce qu'il se présente chez eux des symptômes que nous exposerons ci-après, et qui ne sont que des caractères de la *fièvre thermale*.

De ce que la fièvre thermale n'atteint pas tous les sujets qui font usage des eaux minérales, il ne faudrait pas la considérer comme une chimère. Il en est de cette fièvre comme de toutes les maladies ; elles n'atteignent pas tous ceux qui s'y exposent. Les épidémies qui n'emportent pas les populations entières, mais qui les déciment fort bien, ne sont que de trop tristes réalités.

Certains auteurs n'admettent pas l'existence de la fièvre thermale. M. le docteur Devalz, dans une brochure publiée, en 1865, sur les Eaux-Bonnes, discute assez longuement cette question. Sa théorie toute physiologique rend très-bien compte des phénomènes que l'on observe quand l'action des eaux ne va pas jusqu'à allumer une fièvre. Mais pourquoi M. Devalz nous dit-il qu'il faut que l'excitation physiologique par les eaux se fasse lentement « afin que la réaction ne vienne « pas causer une *exacerbation dont les exemples ne sont pas* « *rares....* » Notre fièvre thermale n'est autre chose que cette exacerbation ou réaction dont l'auteur redoute, à juste titre, l'apparition.

D'autres auteurs ne pensent pas ainsi.

« L'action directe de ces eaux (les minérales), dit M. Alex. Taylor, d'après Patinier, prises intérieurement ou extérieurement sous la forme de bains ou de douches, est d'une nature excitante sur les tempéraments vigoureux ou sanguins à l'état de santé ; dans ce cas, si le traitement se continue indéfiniment, on voit surgir d'eux-mêmes tous les symptômes de fièvre produite ordinairement par toutes les causes qui excitent le système nerveux ou le système circulatoire. Le sommeil troublé est agité par des rêves pénibles ; la sensibilité de la vue et de l'ouïe est augmentée ; le pouls devient accéléré ; la chaleur âcre, la soif brûlante avec des désordres dans l'estomac ; il survient souvent des mouvements involontaires dans les muscles et quelquefois des hémorrhagies des poumons ; et l'apoplexie a été dans quelques circonstances le résultat funeste de l'usage inconsidéré des eaux sulfureuses. »

La fièvre thermale est la réaction de la nature contre la cause de trouble, qui n'est autre que l'intoxication minérale.

Cette réaction se traduit par des symptômes fort divers.

Un sentiment général de lassitude, de courbature, des douleurs erratiques, pleurodyniques, rhumatoïdes ; un état d'érétisme nerveux, de l'agitation, de l'insomnie, des fourmillements à la peau avec chaleur ; du dégoût pour les aliments, même des vertiges, du vague dans les idées, sont autant de symptômes généraux.

Obs. 1re. — Un malade nous disait cette année : « Si je continue à faire usage de cette eau (La Raillère), je ne pourrai plus avoir mes idées pour faire mes correspondances. » Nous sentîmes un pouls actif et de la chaleur à la peau. Le traitement fut suspendu.

Obs. 2e. — Un homme de 50 ans était venu du département du Gard, en juillet 1867, pour traiter une phthisie laryngée et pulmonaire. Au dix-huitième jour de son traitement (bains et boissons), il voulait quitter la station. Il avait été, disait-il, obligé, au milieu de la nuit, de quitter son lit en proie à une agitation extrême, privé de tout sommeil et chaleur ardente à la peau. Un bain avec l'eau de la source de *Rieumiset* lui rendit le calme, et il put reprendre son traitement. Les troubles généraux se lient souvent à des symptômes locaux très-caractérisés.

Obs. 3e. — Une dame d'un certain âge crut pouvoir prendre quelques bains à César sans consulter autres que sa fantaisie. — Au cinquième bain, il survint de l'insomnie, des douleurs lombaires, de l'anorexie. Au bout de 48 heures parut une leucorrhée très-abondante avec engourdissement de la main gauche, douleurs et gonflements de l'avant-bras du même côté près de l'articulation du poignet, avec chaleur et douleur très-vive aussi, — La langue était pâteuse, la soif vive. La fièvre dura dix jours, et ne céda qu'aux bains de Rieumiset. Les moyens pharmaceutiques ordinaires (poudre de Dower, purgatifs), étaient sans effet.

Dans ce cas, la fièvre thermale présentait les caractères propres au rhumatisme et au catarrhe utérin.

Obs. 4ᵉ — La fièvre thermale que nous éprouvâmes offrit les symptômes du lombago, de la dysurie et de l'orchite. On sait qu'il fallut avoir recours aux bains de Rieumiset. Il n'y a donc jamais impunité acquise quant à la fièvre thermale, car depuis cinq ans que nous faisions usage des eaux, nous n'avions jamais subi de pareils accidents.

Voici, à ce sujet, ce que nous dit M. Taylor, page 227 :

Obs. 5ᵉ. — « Un capitaine de vaisseau qu'un long rhumatisme chronique avait rendu impotent et incapable de servir, prit, pendant trois saisons, les bains de Barrèges, et fut complètement guéri.

« A la quatrième visite faite par un sentiment de reconnaissance, il ne put supporter les mêmes bains qui lui avaient été favorables les années précédentes, tant il est vrai que les organes dans les conditions normales n'ont pas le même mode de sensibilité que dans la maladie. M. Pagès, médecin-inspecteur de Barrèges, assure, dit le même auteur, qu'il a vu plusieurs personnes à l'état de santé, qui, après quelques bains tempérés dans son établissement, avaient été saisies par une fièvre inflammatoire assez énergique pour exiger l'emploi complet du traitement antiphlogistique. » Ceci vient à l'appui de notre troisième observation. »·

D'après cette observation et la quatrième qui nous est personnelle, il est évident que la disposition à la fièvre thermale n'a rien de fixe et peut varier chaque année.

On peut facilement reconnaître avec M. Taylor et autres, que les propriétés bienfaisantes des eaux diminuent à mesure que le malade se rapproche de l'état de santé. Ne dirait-on pas que quand les eaux minérales ne trouvent pas un mal à combattre, elles font du mal elles-mêmes ! L'état maladif serait une condition d'impunité relative (1).

---

(1) Il ne faudrait pas croire d'être à l'abri de la fièvre thermale, parce que l'on serait malade. Il est d'observation qu'elle est plus rare dans ce cas ; mais aussi quand elle survient, elle est plus grave chez le sujet bien

Ainsi, la fièvre thermale s'exprime par des symptômes généraux et des symptômes locaux.

Tous les auteurs qui se sont occupés de l'action des eaux minérales sur l'organisme ont donné, sous des noms divers, des tableaux de symptômes qui sont l'expression de fièvres plus ou moins intenses et variées dans leurs modes.

Page 159, M. Gigot-Suard s'exprime ainsi : « L'action » exercée par nos eaux sur les voies respiratoires est, comme » pour les autres organes que ces eaux modifient, physiolo- » gique ou pathologique ; c'est-à-dire qu'elle se limite à une » simple stimulation. ou qu'elle va jusqu'à la congestion et » même l'inflammation. Dans le premier cas elle se mani- » feste par l'augmentation des sécrétions de la muqueuse » bronchique, une faible sensation de chaleur et de constric- » tion du côté de la trachée et du larynx avec quelques pico- » tements qui provoquent la toux et l'expectoration. Ces » phénomènes apparaissent quelquefois dès le commence- » ment de l'emploi des eaux, pour cesser ensuite ; d'autres » fois au bout d'un certain temps seulement. Dans le second » cas, les modifications morbides commencent ordinaire- » ment sur les portions de la muqueuse qui se rapprochent » le plus de l'air extérieur, et s'étendent successivement vers » les parties profondes. C'est ainsi que le coryza précède » souvent la laryngite, que celle-ci précède la bronchite, » et qu'enfin à la bronchite succèdent les congestions pulmo- » naires et l'hémoptysie. »

C'est donc bien clair. Les phénomènes pathogénétiques des eaux sulfureuses sur les organes respiratoires, sont calqués sur le tableau pathologique des maladies de ces organes. Ajoutons que si ces phénomènes ne sont pas également intenses chez les divers sujets, ils n'ont, par cela même, que

---

portant. Chez ceux qui sont profondément débilités, elle est presque toujours fatale et précipite la fin. C'est ce qui a conduit à administrer dans ces cas, l'eau avec la plus grande circonspection et à petites doses,

plus d'analogie avec ceux des maladies naturelles. Celles-ci, on le sait, ne sévissent pas avec la même intensité chez chacun.

Voyons l'opinion de M. Pidoux, inspecteur des Eaux-Bonnes, sur cette question intéressante et importante au superlatif : « L'action pathogénénique de l'eau thermale se tra-
» duit par une susceptibilité catarrhale toute nouvelle ; on se
» tromperait en effet, si on attribuait uniquement cette sus-
» ceptibilité particulière aux circonstances météorologiques
» nouvelles dans lesquelles se trouvent les sujets. L'invasion
« de ces affections catarrhales est très-aiguë, très-franche-
» ment aiguë. C'est autre chose qu'une exaspération de la
» phlegmasie chronique des bronches. On sent là une mani-
» festation morbide moins personnelle.

» La dyspnée est congestive, et les poumons fluxionnés. La
» céphalalgie, l'injection vultueuse des traits, la toux rauque,
» le coryza, la chaleur halitueuse, la fièvre saine et de bon
» caractère, la courbature, l'accablement léger, l'anoréxie et
» l'urine des fébri-phlegmasies éphémères, tout annonce que
» le malade est placé sous une influence pathogénétique
» récente et superficielle.

» Mais en toutes choses c'est la fin qu'il faut voir. Comment
» va se terminer cette scène ? A Paris, si nous observions de
» pareils accidents chez nos malades à affections chroniques
» de la poitrine plus ou moins graves, nous tremblerions de
» voir ces affections surexcitées dans leurs tendances les
» plus fâcheuses ; c'est pour cela que nous évitons, par tous
» les moyens possibles, les bronchites, les congestions pul-
» monaires et les irritations de poitrine de tout genre chez
» nos malades ; c'est pour cela que nous faisons habiter le
» Midi pendant l'hiver. Nous savons trop quelle influence fu-
» neste ont sur leur catarrhes, leurs asthmes, leurs phthi-
» sies, ces mouvements fluxionnaires des poumons.

» Eh bien ! il en est tout autrement de nos grippes therma-

» les. J'avoue qu'avant d'avoir appris à les reconnaître, j'en
» étais effrayé. Je m'attendais à leur voir produire sur les
» maladies chroniques de la poitrine des effets désastreux
» que j'avais eu tant de fois l'occasion d'observer ailleurs
» dans toutes les classes de la société. Je fus heureusement
» détrompé. La grippe thermale parcour' rapidement, fran-
» chement ses périodes. Elle marche à côté de l'affection
» chronique, si je peux ainsi dire, sans s'y ajouter, sans la
» précipiter.

« Elle finit brusquement, avec netteté, comme elle a
» commencé. Il n'en reste rien, qu'une tolérance désormais
» plus grande pour le traitement hydro-minéral et une sus-
» ceptibilité à contracter des rhumes, qui est juste le con-
» traire de la susceptibilité excessive pour ce genre d'affec-
» tions qu'avaient d'abord causée sur l'économie entière et
» sur l'appareil respiratoire en particulier les premières
» impressions de la médication sulfureuse thermale.

» Le malade peut, à dater de ce moment, prendre impu-
» nément des doses beaucoup plus élevées d'eau minérale et
» s'exposer à des intempéries qui eussent infailliblement dé-
» terminé chez lui des rhumes prolongés avant la médication
» et ses effets pathogénétiques.

» Si je ne devais pas m'interdire, en ce moment, de traiter
» la question de thérapeutique, qui correspond pourtant
» d'une manière si étroite à ma question de matière médi-
» cale, je dirais que la susceptibilité catarrhale chronique à
» laquelle tant de personnes sont sujettes, et qui est une des
» affections qu'on traite le plus efficacement aux Eaux-Bon-
» nes, comme à Cauterets, n'a pas de contre-maladie thé-
» rapeutique plus sûre que la susceptibilité catarrhale
» franche et passagère qu'imprime à l'économie la médi-
» cation sulfureuse thermale. »

Voilà un tableau qui rendrait jaloux le plus radical des
disciples de la doctrine des semblables.

M. Gigot-Suard, qui cite aussi ce passage en s'y associant, ajoute : « Outre ces symptômes, il y en a d'autres qui sont : » sensation douloureuse de chaleur et d'érosion au niveau du » larynx et sous le sternum; dyspnées quelquefois très-pro-» fondes; toux sèche et fréquente; douleurs vagues dans la » poitrine. principalement sous les clavicules; fièvre plus ou » moins intense. » Ce sont là, pour M. Gigot-Suard, les si-gnes de la *saturation* thermale.

Voici comment M. Pidoux, page 239, traduit ces mêmes signes : « Une sensation de chaleur âcre éprouvée par les » malades vers le larynx et l'isthme guttural, une toux sèche » particulière, étranglée, avec une obstruction de l'entrée » des voies respiratoires qui fait croire aux malades à l'exis-» tence d'un corps étranger plus ou moins volumineux arrêté » dans ces parties; un peu de dyspnée accompagnée aussi » d'une sensation de resserrement du thorax; des douleurs » vagues dans la poitrine, principalement sous les clavicules, » voilà pour les signes pathogénétiques locaux. »

Cette saturation, comme ces auteurs la nomment, n'est absolument que les signes pathogneumoniques élevés à une plus haute puissance d'expression.

« Suivant M. Pidoux, dit encore M. Gigot-Suard, il y a » encore des *hémoptysies thermales,* qui sont aux hémopty-» sies communes ou symptômatiques de la phthisie, ce que » les bronchites thermales sont aux bronchites simples, et » quelquefois tuberculeuses, à côté desquelles elles viennent » se jeter. Cette distinction, qui paraîtra peut-être subtile, » est réelle; mais comment l'établir, lorsque le crachement » de sang se déclare chez un phthisique? M. Pidoux se con-» tente de dire que les hémoptysies thermales *ont le cachet de leur cause,* sans nous apprendre en quoi il consiste..... »

Il est à regretter, en effet, que M. Pidoux n'ait pu nous faire toucher du doigt en les caractérisant par des symp-tômes pathogneumoniques, le *cachet de la cause* de ces hémoptysies thermales. Il n'est pas improbable que l'habile observateur, qui a su si bien dessiner les caractères des grippes, bronchites et laryngites thermales, ne nous dise bientôt les caractères des hémoptysies de même origine. — Ne peut-on dores et déjà les différencier en s'entourant de tout ce qui a servi à caractériser les autres accidents pathogénétiques? Ainsi, comme la grippe thermale, l'hémoptysie de même origine parcourra rapidement, franchement ses périodes. Elle finira brusquement comme elle aura commencé. Il ne restera pas trace de son passage. Cette hémoptysie, conséquence d'une intoxication minérale, n'éclatera pas assurément d'une manière spontanée. Avant sa venue la fièvre thermale, la toux, la bronchite, l'état fluxionnaire du poumon, auront averti l'observateur attentif qui a lieu de craindre.

Il est donc reconnu que l'action pathogénétique des eaux peut s'élever jusqu'à l'hémoptysie. D'après les idées exposées par M. Pidoux lui-même, elles doivent la guérir.

En somme : la fièvre thermale peut présenter les symptômes les plus divers. La première observation ci-dessus, est un exemple de fièvre thermale se traduisant par un trouble cérébral ; la deuxième offre les prodomes d'une fièvre éruptive; la troisième une leucorrhée et un rhumatisme; la quatrième un lombago avec orchites, etc.

Véritable protée, la fièvre thermale semble se voiler sous les symptôme de toutes les autres fièvres.

C'est bien ce qui rendrait difficile son diagnostic, si heureusement sa marche, son évolution et surtout son traitement n'en dévoilàient vite la nature. C'est à la fièvre thermale que peut être appliqué l'aphorisme : *Naturam morborum curationes ostendunt.*

II.

CARACTÈRES PROPRES ET DISTINCTIFS.

Il faut une certaine habitude pour distinguer une fièvre thermale de toute autre affection. Son génie protéïque, en la privant de symptômes fixes et propres, peut facilement en imposer et conduire à une diagnose erronée quant à l'étiologie ; cependant, si l'on sait bien tenir compte des circonstances où l'on se trouve, des milieux où l'on est, des antécédents et des aptitudes pathologiques du malade, on arrive à la reconnaître. Ce caractère protéïforme peut même jeter un certain jour et aider au diagnostic.

Ainsi dans la troisième observation relatée ci-dessus, l'apparition d'une leucorrhée et de douleurs rhumatismales avec fièvre, chez une personne de 60 ans, qui ne s'était exposée à aucun refroidissement, ne saurait trouver sa raison d'être que dans l'usage intempestif des bains de César.

Lorsque pendant une saison balnéaire, au milieu d'une vie régulière et calme, loin des soucis et de l'agitation des affaires, pendant la plus belle saison de l'année, une personne qui depuis plus ou moins longtemps fait usage des eaux, est prise tout-à-coup de symptômes plus qu'inattendus, qu'aucune influence de saison, aucun génie épidémique ne motivent, il y a grandement lieu de rattacher à l'eau minérale des symptômes qu'il serait difficile d'attribuer à d'autres causes. On peut affirmer une fièvre thermale.

D'ailleurs devant ces symptômes, auraient-ils leur raison d'être dans toute autre cause que l'eau minérale, il y a lieu de suspendre tout usage des eaux et recourir aux moyens sédatifs. Parmi ces derniers nous pouvons mettre les bains de la source Rieumiset au premier rang ; et si réellement la vraie cause de l'accident fébrile est l'action de l'eau minérale, l'effet salutaire produit par l'eau de Rieumiset le confirmera.

Nous reviendrons sur cette propriété curative des eaux de la source de Rieumiset, véritable antidote de la fièvre thermale à Cauterets.

La fièvre thermale offre dans sa marche des caractères propres à la faire reconnaître. Ainsi que nous l'a dit le Dr Pidoux dans les passages cités ci-dessus, elle est rapide, prompte dans son évolution comme elle a été à son début. Il ne restera pas trace de son passage. Les symptômes les plus alarmants la veille peuvent être éteints le lendemain. Il n'est pas d'habitude de voir des sédations aussi rapides dans des maladies dont les causes nous échappent.

La fièvre thermale ne se présente jamais sous une forme chronique. C'est toujours un état aigu plus ou moins intense.

Ainsi, *obs. 7°.* — M. R. avait une caverne au poumon gauche, expectoration très-abondante de crachats rouillés (un plein verre par vingt-quatre heures). En outre, il y avait commencement de coxalgie du côté gauche avec douleurs erratiques dans les diverses régions du membre pelvien. — Il survint diverses exacerbations après les premiers jours de l'usage des eaux. A trois reprises nous fîmes tout suspendre, même la boisson. Au bout de vingt-quatre heures l'exacerbation tombait et le malade désireux, disait-il, d'utiliser son séjour limité, reprenait le traitement thermal. Vers le seizième jour, une dyssenterie avec fièvre très-forte survint. Pendant trois jours le malade ne cessa d'user des opiacés *intùs* et *extùs*. La fréquence des selles et le ténesme ne diminuaient point. Nous finîmes par le convaincre que cette dyssenterie était un effet des eaux. Il prit deux bains avec l'eau de Rieumiset le même jour et tout s'amenda. Deux jours après, les bains Rieumiset ayant été continués, le ténesme et les selles avaient cessé. — Cette fièvre thermale fut suivie d'une diminution considérable dans l'expectoration. Cette amélioration du côté de la poitrine se maintint et le malade quitta Cauterets dix jours après.

Il est facile de reconnaître ici la fièvre thermale à la rapidité de son évolution. Quelle serait la dyssenterie due à d'autres causes, qui après avoir résisté aux opiacés, disparaîtrait entièrement en quarante-huit heures sous la simple action des eaux de Rieumiset, et dont cette disparition serait suivie d'un amendement des symptômes thoraciques précexistants?

Il arrive aussi que cette fièvre, au lieu de donner lieu à des symptômes tout nouveaux, exagère ceux de la maladie pour laquelle on est venu aux eaux. Il serait superflu de citer des observations à l'appui. Tous les praticiens de Cauterets et des Eaux-Bonnes ont eu occasion de constater cette exaspération qui commande naturellement de suspendre l'emploi.

III.

EFFET CURATIF DE LA FIÈVRE THERMALE.

Lorsqu'un remède guérit, affirme une école, c'est parce qu'il a la propriété de produire des symptômes semblables à ceux à propos desquels il est administré.

L'affirmation de ce principe, comme absolu, a allumé une polémique qui n'est pas près de s'éteindre.

Est-il besoin de dire que toute loi absolue en médecine aura le sort de tous les systèmes que l'on voit depuis des siècles paraître et s'évanouir tour-à-tour?

Ne sait-on pas, d'un autre côté, que lorsqu'une vérité frappe à une porte et que cette porte ne s'ouvre pas, la vérité se retourne, se révèle au monde, y fait son chemin et laisse en arrière ceux qui n'ont pas voulu l'entendre?

Souvenons-nous que les principes, les lois, dans les sciences naturelles sont *contingents* et non *absolus*, comme les phénomènes qui ont servi à les formuler.

Néanmoins, est-il possible que cette analogie, cette similitude de la fièvre thermale avec les symptômes des maladies que l'on vient soigner aux mêmes eaux, soient le fait insignifiant et sans importance d'un pur hasard dont il ne faut faire aucun cas?

Lorsque l'on voit après l'évolution d'une fièvre thermale la maladie naturelle être considérablement amendée, ne doit-on pas se demander s'il n'ya pas là un erelation de cause à effet?

D'un autre côté, il est incontestable que le mal diminue chez la majeure partie des malades sous l'action des eaux sans imposer ces orages d'une fièvre thermale.

Comment concilier ces deux faits en apparence contradictoires?

L'observation montre que toutes les fois que l'on fait usage des eaux minérales, il survient plus ou moins tôt une élévation du pouls, de la chaleur animale, un surcroît d'activité dans la circulation générale et capillaire surtout. La peau se colore; les muqueuses, de pâles reviennent rosées. Les stries violacées que le stase du sang veineux offrait à la surface de ces dernières disparaissent. Une circulation plus active dégorge ces petites varices. Tout cela se passe sans orage et sans bruit; mais peut-on dire qu'il n'y a là aucune action fébrile?

N'est-ce pas une fièvre thermale en miniature si on la compare aux états qui ont fait le sujet des observations citées; fièvre qui n'en existe pas moins et dont les salutaires effets ne seront que plus certains?

L'eau minérale a dans sa nature d'éveiller dans l'organisme une fièvre qui se produit plus ou moins vite et s'élève à un ton plus ou moins grand selon les individus et les constitutions. Tous les auteurs sont d'accord sur ce point quelles qu'aient été leurs théories ou leurs systèmes pour interpréter l'action des eaux. Les expériences du Dr Gigot-Suard, sur les eaux de la Raillère appliquées, corroborent ce que nous affirmons. D'après M. Devalz, l'action des eaux se fait sentir sur le grand sympathique et successivement sur ses divers ganglions, absolument comme si on les excitait au moyen de l'électricité. Souvenons-nous de ce que nous avons dit de cet auteur au sujet de cette exacerbation, suivie d'une réaction..... N'est-ce pas une fièvre thermale?

Après de pareils aveux il ne reste plus qu'une question de mots.

Pourquoi refuserait-on le nom de fièvre à ces excitations de l'organisme qui vont jusqu'à produire des douleurs rhumatiques, des entérorrhées muco-sanguinolentes, des leucorrhées (observations citées); des catarrhes, des hémoptysies, (Pidoux). M. Pidoux va même jusqu'à ne douter de la puissance pathogénétique d'aucunes eaux. — Il a, dit-il, fréquenté Néris où l'on traite les névroses et névralgies, et il a observé des symptômes pathogénétiques semblables aux symptômes présentés par ces maladies.

MODE D'ACTION.

Voici comment M. Pidoux explique (page 248 et suiv.), la manière d'agir des eaux : « ...... Pour être utile, une eau » minérale, comme tout médicament d'ailleurs, ne doit pas » agir, ainsi qu'on est porté à le croire, sur la maladie, mais » sur la santé et contre la maladie.....

« ...., Lorsqu'un médicament modifie salutairement » l'organisme, ce n'est pas en agissant sur les parties » altérées et en les détruisant, mais en agissant sur les » parties encore saines, en les maintenant dans la santé » et les empêchant de céder à l'entraînement pathologique. »

Non-seulement le médicament maintient à l'état sain les parties qui ne sont pas encore altérées et arrête ainsi les progrès du mal, mais il imprime à l'ensemble des parties saines une énergie, une vitalité qu'elles avaient en partie perdues. La conséquence est naturellement une plus grande puissance de l'organisme agissant contre la cause de trouble. L'énergie de la force médicatrice est accrue.

Cette force médicatrice n'est point une entité imaginée pour venir en aide à un système plus ou moins ingénieux. Cette expression ne doit jamais être acceptée que comme résumant en un seul mot tous ces phénomènes, tous ces efforts que l'organisme expose aux yeux de l'observateur.

La nature est, dit-on, le meilleur médecin. Il serait plus vrai de dire qu'elle est la meilleure médication, la médication nécessaire, obligée. Puissance médicatrice souveraine, jalouse de sa suprématie et qui ne permet à nulle autre de pénétrer dans ses domaines sans composer avec elle.

L'observation nous revèle : que dès qu'une cause de trouble survient dans l'organisme, une fièvre s'allume, une réaction se produit. Fièvre, réaction si utiles, si indispensables, que quand elles tardent, jamais le danger n'est si grand. Il n'est d'efforts que l'on ne doive faire pour les provoquer. C'est, en effet, ce que l'on a de plus pressé dans le choléra et les fièvres algides.

Si donc la nature, *sponte suâ*, commence une réaction médicatrice utile, il est élémentaire qu'il ne serait ni prudent, ni rationnel de venir l'enrayer par des moyens opposés à elle.

Quò vergit natura eò ducendum est, a dit Hyppocrate depuis la naissance de l'art. Toute médication devra donc venir joindre ses efforts à ceux de la nature et (qu'on nous passe l'expression) emboîter le pas avec elle.

Or, ce *ducendum*, ce pas à emboîter, c'est là tout l'art du guérisseur et ce n'est pas petite affaire. Pour seconder quelqu'un, il faut savoir où il va, comprendre sa marche, interpréter ses efforts, connaître sa puissance, intervenir dans une juste mesure..... Voilà bien des notions indispensables à posséder avant d'être en règle pour pouvoir appliquer un remède à une maladie.

Que penser après cela en voyant des malades user des eaux sans autre boussole qu'une aveugle routine ou un fantaisie qui souvent coûte cher ?..... Il y aurait trop à dire sur ce chapitre.

Les eaux minérales agissent en sens direct des efforts de la nature. C'est ce que l'observation a toujours montré.

Depuis longtemps Bordeu avait considéré l'effet utile des eaux minérales comme se produisant en ramenant à l'état aigu les maladies chroniques.

Il n'y avait donc pas là opposition, antagonisme à la maladie par la médication thermale ; au contraire : il y avait effort direct, concours dans le même sens. La maladie chronique n'était pas directement combattue, elle était seulement changée dans sa modalité. De l'état chronique, elle était ramenée à l'état aigu. Sa torpeur était ravivée, ou mieux la réaction de la nature était réveillée.

M. Filhol (eaux minérales des Pyrénées) dit : que sous leur action on sent un *remontement* général, un redoublement des forces de l'organisme.

La facilité avec laquelle une constitution donnée supporte une cause accidentelle de trouble, soit blessure, intoxication miasmatique, etc., et en triomphe, est une preuve incontestable de sa puissance et de sa force. Conséquemment la constitution la plus robuste, sera celle qui résistera le mieux. C'est ce que l'on voit tous les jours. Le remontement général que les eaux minérales produisent chez un sujet affaibli, luttant difficilement contre la maladie qui le tourmente, est une puissance qui ne combat qu'en le renforçant lui-même. Elle rend cette constitution puissante, de faible qu'elle était, attaque ainsi le mal d'une manière médiate, avec le concours de ce même organisme qu'elle a fortifié. Mais elle ne va point directement s'adresser à la cause de trouble avec qui l'organisme est déjà aux prises ; elle n'en fait point, de cette cause morbide, un adversaire personnel à elle-même qui n'aurait plus rien à démêler avec la force médicatrice naturelle.

Qu'observe-t-on sous l'influence des eaux ?

Le sujet est reconforté avant que rien ne change dans le mal local. La fièvre ou réaction est ravivée, ou éveillée si elle n'existait déjà. La lutte engagée ou seulement retardée faute d'énergie de la part de l'organisme, redouble ou commence. La tonalité de l'ensemble se produit. Quels sont les phénomènes latents, profonds, secrets qui s'évoluent alors ? c'est encore sur plusieurs points un mystère ; mais ce qui n'est pas un mystère c'est la disparition subséquente des symptômes morbides qui a lieu quelques septenaires après.

En résumé reconnaissons :

1° Que les eaux minérales ont la propriété de produire par elles-mêmes des symptômes qu'on retrouve dans les maladies qu'elles sont aptes à combattre.

2° Qu'elles agissent en sens direct des efforts de la nature elle-même.

3° Que très-probablement il y a dans cette corrélation des symptômes le secret si recherché de leur action curative.

DANGERS DE LA FIÈVRE THERMALE.

Assurément, pour que l'eau minérale produise un effet curatif, il faut bien que son action se fasse sentir sur l'organisme, mais cette influence salutaire qui se traduira par des symptômes modérés sur lesquels nous n'avons pas à revenir, n'a nullement besoin de s'élever au degré de produire, par elle-même, une fièvre dans toute l'acception du mot.

Les indications qui peuvent s'offrir de provoquer des pertubations profondes, des réactions violentes, sont fort rares et rarement sans danger.

Que penser alors de ces prescriptions usuelles, qui vous disent à priori : Restez vingt, trente jours aux eaux, quittez la station quand vous sentirez de la répugnance pour l'eau. On ajoutera même : Reposez-vous huit à quinze jours, et recommencez ensuite jusqu'à satiété.... Après cela faut-il s'étonner s'il arrive des accidents ? N'accusons pas les eaux, mais bien l'incurie apportée dans leur emploi.

Théophile Bordeu parlant des eaux de la Raillère pour les poitrinaires, dit : « Il faut user de grandes précautions Ces » eaux peuvent être nuisibles, elles peuvent échauffer et de- » venir pernicieuses, surtout pour les malades qu'on envoie » presque mourants et qui auraient dû user de notre remède » depuis longtemps. » (Lettre XXII).

C'est ce qu'il nous a été malheureusement donné d'obser- ver sur un instituteur qui était atteint d'une fonte de tuber- cules disséminés. Nous avions vu ce malade quelques mois auparavant ; son état était loin de présenter les symptômes de la fièvre étique, de la phthisie galoppante. Nous lui avions alors conseillé de prendre quelques verres d'eau de la Raillère transportée. Il ajourna l'exécution de notre prescrip- tion ; ce ne fut que quatre mois après que son état s'était aggravé qu'il fit venir l'eau minérale. Il la but et n'eut qu'à s'en plaindre. La fièvre fut accrue, et d'après le récit qui nous en a été fait, l'eau minérale ne servit qu'à précipiter le dénoûment fatal. Il en fut d'autant plus facilement ainsi, que ce malade, se trouvant éloigné de tout médecin, on ne put modérer ou suspendre l'usage de l'eau. Les fâcheux effets de celle-ci furent attribués à d'autres causes et, conséquemm- ment, l'eau fut employée avec d'autant plus de persistance.

Ces conséquences, en apparence contradictoires, semble- raient devoir jeter toute défaveur sur l'emploi des eaux miné- rales. Qu'il n'en soit rien cependant. Ces résultats divers font dire, avec juste raison, que la médecine est une science, *conjecturale.* Qu'est-ce à dire ? Faudra-t-il donc renoncer à traiter les maladies ? Non assurément, mais il faudra res- ter bien convaincu qu'il faudra toujours beaucoup d'art pour dégager l'utile au milieu de ces conjectures. Disons avec Théophile Bordeu qu'il faut être du métier et bien comparer tout avant de se déterminer.

IV.

SON UTILITÉ PENDANT LE TRAITEMENT.

Les modifications, les changements qui surviennent chez les sujets affectés de maladies chroniques, sont bien plus lents, moins apparents, moins tranchés que chez ceux atteints de maladies aiguës. Il s'ensuit que, dans le premier cas, l'attention du médecin doit être bien plus soutenue que dans le second. Est-ce bien ce qui se fait? N'est-ce pas plutôt le contraire? Tandis que pendant le traitement d'une maladie aiguë, le médecin visite son malade matin et soir, n'est-il pas de coutume qu'il ne le voie qu'à longs intervalles pendant un traitement thermal ?

Dans ces dernières conditions le médecin ne saurait suivre pas à pas, saisir ces modifications presque insensibles qui se produisent et dont la connaissance est cependant si précieuse pour diriger le traitement.

Il n'est pas indifférent que le médecin sache bientôt comment un malade aura supporté un premier bain, un premier verre d'eau minérale. Et si cette première connaissance est utile, il n'est pas moins important que dans trois ou quatre jours, il puisse saisir et bien analyser les premiers effets de la médication thermale.

Car, si en vertu de leur puissance souverainement spécifique, les eaux minérales de Cauterets, prises d'une manière presque intempestive, procurent encore des cures vraiment merveilleuses, il n'est pas rare de gémir d'en avoir usé sans discernement.

La cure est toujours due, en grande partie, à la méthode, à l'art mis dans l'emploi des eaux, et les fièvres thermales sont ainsi évitées.

Obs. 10°. — Nous fûmes consulté l'année dernière par M. D...... de Gimont, qui, depuis trois ans, faisait usage des eaux de Cauterets pour une aphonie survenue à la suite d'un sommeil fait imprudemment sur une terre labourée. Lorsque nous eûmes la visite de ce malade , il n'avait plus que peu de temps à rester à Cauterets. Il nous suffit de mettre de l'ordre dans l'usage intempestif qu'il faisait des eaux, pour lui rendre la voix dans quelques jours. Cet intéressant malade est revenu cette année (1867), confirmer sa cure, et reviendra, nous a-t-il dit, l'année prochaine par reconnaissance.

Eh bien ! s'il est utile de suivre attentivement l'action de la médication thermale, sachons bien que les eaux, par les effets pathogénétiques qu'elles produisent, servent souvent de boussole dans la direction du traitement.

M. X... est âgé de quarante-cinq ans, d'un tempérament bilioso-nerveux, ayant beaucoup voyagé et dirigé un grand commerce. Il est complètement tuberculeux. Les râles, les craquements caractéristiques de la tuberculose concordent avec un faciés émacié, teint terreux, pommettes saillantes, yeux caves , voix voilée, toux caverneuse, crachats jaunâtres, épais ; main gauche engourdie, avec commencement d'insensibilité dans les doigts. Ce malade, après trois demi-bains pris à la Raillère, a été pris d'insomnie, d'excitation cérébrale extrême. « Je deviendrai fou, me disait-il, si je me baignais encore ». Nous fîmes suspendre les bains et continuer la boisson qui fut pendant trente jours bien tolérée. Dans huit jours nous voulûmes recommencer l'usage des bains. Au deuxième il y eut de nouveau : insomnie, agitation extrême, pouls fébrile Il fallut recourir à deux bains avec l'eau de *Rieumiset* pour ramener le calme. Le malade ne continua que la boisson , même fort modérée, demi-verre Raillère ; les symptômes dont il se plaignait cessèrent et quelques forces semblaient revenir. En quittant Cauterets les râles pulmonaires étaient à peu près les mêmes, un peu moins d'oppression, un peu plus de force.

N'est-il pas permis de se demander ce qu'il serait advenu,

si ce malade avait persisté dans l'emploi des bains ? Une fièvre thermale aurait entraîné une inflammation prompte des tubercules, et probablement une phthisie galoppante aurait mis un terme rapide à un état maladif qui peut encore permettre de vivre.

Il appert de ce fait que la connaissance de la fièvre thermale a fourni l'indication de modérer et modifier l'emploi des eaux. Que si les symptômes d'excitation, d'insomnie, avaient été attribués à d'autres causes, on aurait pu être conduit à les combattre par des moyens pharmaceutiques ordinaires qui les auraient plus ou moins voilés. Conséquemment, continuer l'usage de la médication par les bains, et voir bientôt s'éveiller une fièvre dont il n'est pas toujours facile de conjurer les fâcheuses conséquences.

Obs. 11e. — C'est ce qui est advenu à M***. Ce malade, d'une complexion forte, mais d'un tempérament essentiellement lymphatique, blond, peau blanche, fine, cicatrices d'écrouelles, est depuis quelques années affecté d'une expectoration très-abondante de crachats épais, jaunes, verdâtres, véritable bronchorrée qui porterait à croire que c'est par la muqueuse des tubes aériens que se fait aujourd'hui la déperdition d'humeurs que laissaient autrefois échapper des fistules, des ganglions lymphatiques cervicaux. Des râles muqueux seuls dans la poitrine; un thorax bien conformé d'ailleurs et amplement développé; un certain embonpoint, mais une gastralgie ou mieux une gastrite bien caractérisée.

Ce malade, ancien habitué de Cauterets, ne pouvait pas se mettre dans l'idée que l'on dût user des eaux avec modération. Rester vingt-cinq à trente jours à Cauterets, prendre vingt-cinq à trente bains, quinze ou vingt douches, boire deux verres à la Raillère, autant à Mauhourat, se gargariser matin et soir, user même des pulvérisations, lui paraissait devoir être chose inoffensive et souverainement indispensable pour accomplir en règle une saison.

Les accidents de fièvre thermale qui survinrent eurent besoin de se renouveller à quatre ou cinq reprises pour le convaincre de l'utilité d'apporter de la modération dans l'usage des eaux.

Ce furent d'abord, quatre jours après son arrivée, de la fièvre avec courbature, anoréxie, toux, céphalée. — Plus tard, bouche pâteuse, pyrosis très-intense qui se renouvella chaque fois que le malade, oubliant nos prescriptions, prenait de plus grandes quantités d'eaux. — Il fallut ainsi passer toute la saison à combattre des accidents thermaux. Ce ne fut que vers la fin et à la suite de ces fréquentes expériences que ce malade, homme très-intelligent d'ailleurs, se rendit à notre manière de voir. Nons ne doutons pas qu'il n'obtienne un bon effet de sa saison ; mais nous sommes persuadés qu'il aurait pu en être de même sans subir de pareilles épreuves.

Que serait-il advenu si les premiers symptômes d'intoxication thermale n'avaient pas été enrayés?

Combien de malades qui doivent attribuer à leur maladie propre des souffrances qui ne sont que l'effet des eaux employées sans prudence !...

La fièvre thermale serait encore un phare lumineux pour éclairer le médecin sur les maladies auxquelles peut être plus ou moins enclin le sujet soumis à ses soins. « J'ai déjà » dit souvent qu'une médication (Pidoux, page 254), avec » l'eau minérale, pouvaient être une pierre de touche très-» fidèle pour décéler les dispositions morbides plus ou moins » latentes jusque là chez certains individus. Quand sur deux » hommes bien portants, la même eau minérale produit des » effets très-différents; que, parfaitement tolérée par l'un » d'eux, elle ne peut l'être par l'autre, et provoquer chez lui » dès actions pathogénétiques plus ou moins prononcées, on » peut, par la direction, le lieu, le caractère de ces perlur-» bations morbides artificielles, pressentir avant sa matu-

« rité et son développement naturel, le genre de maladie vers
» lequel incline cet individu. Quelquefois il n'est pas impos-
» sible, d'après le tempérament seul, de prévoir que telle
» eau minérale sera bien ou mal tolérée par tel sujet plutôt
» que par tel autre, et quel genre d'intolérance ou d'actions
» pathogénétiques elle provoquera. »

Quant à l'appui de la thèse que nous développons sur l'utilité de la fièvre thermale pendant le traitement, M. Pidoux
ajoute : Que des éléments de maladie, plus ou moins exci-
tables, mis en contact des eaux minérales, trouvent dans ces
agents et leurs propriétés pathogénétiques (fièvre thermale),
des réactifs très-sensibles, et fournissent des indications
dont on peut tirer parti pour le pronostic et la cure.

APPROPRIATION THÉRAPEUTIQUE DES DIVERSES SOURCES DE CAUTERETS.

L'on ne saurait formuler sur ce point des principes absolus. L'art médical ne se prête pas, dans les lois qui le
régissent, à ces rigueurs qui font la gloire des sciences
exactes. En thérapeutique thermale, comme en thérapeutique
pharmaceutique, il ne saurait y avoir des arcanes souve-
rains Quelle que soit la valeur intrinsèque d'une substance
médicamenteuse, elle aura, dans chacune de ses applica-
tions, à compter avec le tempérament, l'idiosyncrasie du
sujet auquel elle sera donnée. Le degré d'intensité de la
maladie, sa période, sa nuance spéciale et tant d'autres
éléments du cas particulier que l'on traite, viendront en modifier les propriétés qu'on aurait pu théoriquement lui attribuer. Il y aura toujours plus ou moins lieu à les faire composer avec le nouveau cas qui se présente. Le genre d'emploi,
la dose, la température, l'alternance avec d'autres sources,
seront autant de modalités auxquelles il y aura lieu de
recourir et qui viendraient à tout instant troubler la souve-

raine rigueur d'une formule imitant trop celles de l'algèbre et de la géométrie.

Toutes réserves ainsi faites, voyons quelles sont dans les maladies les indications des eaux de Cauterets.

Tous les praticiens savent quelles sont les maladies que l'on traite par les eaux sulfureuses en général et celles que l'on traite plus particulièrement à Cauterets. Mais le champ de la médecine est trop vaste, pour que chacun puisse avoir à l'esprit une connaissance détaillée de la propriété thérapeutique spéciale à chacun des vingt griffons qui coulent dans la station qui nous occupe.

Il nous suffira de rappeler le nom seul des maladies pour lesquelles on peut songer aux eaux de Cauterets sans nous occuper de leur diagnostic, ce qui est l'affaire du médecin qui dirige le malade.

Les maladies soumises aux eaux de Cauterets sont toujours des maladies chroniques. La laryngite, pharyngite granulée ou autres, la bronchite, la bronchorrhée, l'asthme, l'emphysème, l'épanchement pleural, la phthisie muqueuse et tuberculeuse et généralement toutes les maladies chroniques de la cavité thoracique. Les gastrites et gastralgies, entéralgies, hémorroïdes, affections utérines, tumeurs ovariques, granulations du col, leucorrhées, syphilides. Et parmi les états constitutionnels : l'asthénié, l'état catarrhal, le lymphatisme, la diathèse scrofuleuse, les stases sanguines, humorales, la sensibilité obtuse, torpide, les diathèses rhumatismale, herpétique, tuberculeuse

Ces maladies peuvent revêtir certaines formes, offrir certains symptômes, être à telles périodes de leur évolution qui peuvent donner lieu à des contre-indications des eaux.

INDICATIONS ET CONTRE-INDICATIONS DES EAUX.

En général la présence de la fièvre, de l'inflammation, la fluction active, la pléthore, la douleur excessive, le spasme violent, sont autant de contre-indications, quel que soit d'ailleurs le nom que l'on puisse donner à la maladie dont le sujet est affecté.

Ceci toutefois ne peut être dit que d'une manière générale; car il y a à Cauterets, ainsi que nous le verrons ci après, des sources que l'on qualifie, à juste titre, d'*hyposthénisantes* et où l'on traite avec succès les rhumatismes nerveux et les névralgies.

Il n'y a à proprement parler aucun symptôme qui par lui seul puisse commander l'indication ou la contre-indication des eaux. Tout dépend des déductions que le médecin pourra tirer de l'ensemble. Les vives douleurs d'un rhumatisme nerveux qui tiendront à la sécheresse de la fibre, à l'irritabilité que l'on voit chez les sujets amaigris par les souffrances, cesseront à la suite de bains sédatifs à température modérée.

La légère excitation que ces bains, par leur nature sulfureuse, auront produite dans le système circulatoire, pourra amener du calme dans les douleurs : *Sanguis moderator nervorum*. C'est une affaire de tact.

D'autre part : nous avons vu dans notre observation personnelle que les vives douleurs que nous ressentions depuis longtemps dans la poitrine, ne furent pas un obstacle à l'usage des eaux et que les inhalations d'eau pulvérisée, qui auraient dû généralement exaspérer une poitrine en feu, amenèrent une sédation immédiate quoique momentanée. Si un état fébrile du pouls, qui heureusement n'existait pas, avait coïncidé avec les douleurs thoraciques, il est probable que nous aurions éprouvé une aggravation au lieu d'un amendement.

Ceci peut paraître contradictoire et devoir toujours troubler la fixation d'un traitement à suivre. Cette contradiction n'est qu'apparente et s'efface vite devant la sagacité du praticien. observateur qui sait pondérer les symptômes entre eux et en faire jaillir une lumière qui ne saurait briller d'avance. — Tel est le génie de la médecine, et tous les efforts ont été vains jusqu'à ce jour pour le changer. Il exige de la part du thérapeutiste le concours de son sens intellectuel après que ses autres sens ont perçu les symptômes qui les frappent. Sans cet effort, pas de cure à attendre, mais bien les plus grands dangers à courir.....

Les principales contre-indications se tirent des symptômes offerts par les systèmes généraux des fonctions et de ceux présentés par les fonctions spéciales aux organes.

CONTRE-INDICATIONS TIRÉES DES SYMPTÔMES FOURNIS PAR LES SYSTÈMES GÉNÉRAUX.

Système nerveux. — La souffrance de ce système, la névralgie, la névrose, l'éréthisme nerveux poussés à un ton très-élevé risquent d'être exaspérés par l'excitation produite par les eaux sulfureuses.

On rencontre des tempéraments devenus si impressionnables par suite d'affections morales tristes, par les déboires de la vie, qu'ils ne peuvent supporter aucun remède. Ces états se présentent généralement chez les femmes. Les hystériques sont dans ce cas. Nous en avons vu qui pour rien n'auraient consenti à boire une cuillerée d'eau. Ces cas sont forts rares assurément; mais nous ne pouvons croire que dans ces circonstances les eaux puissent être d'aucune utilité.

C'est peu! si à cette impressionnabilité excessive est liée une disposition aux congestions et fluxions sanguines, la surexcitation du système nerveux, réveillée par l'action des eaux, pourra provoquer des hémoptysies et des métrorrhagies fâcheuses

Système circulatoire. — Toute excitation préexistante de ce système, un pouls plein, fébrile, toutes dispositions à des hémorrhagies actives, sont autant de contre-indications à l'emploi des eaux de Cauterets ; mais toutes les hémorrhagies n'ont pas ce caractère d'activité. Il y a des hémorrhagies passives, liées à des états d'anémie, de scorbut, de débilité. Ces hémorrhagies, sortes d'exsudations sanguines qui se produisent sur les muqueuses gingivales, gutturales, bronchiques sont peu abondantes ; leur sang est pâle, séreux. Elles ne sont pas des contre-indications de l'usage des eaux.

Chez un hémoptysique dont le parenchyme pulmonaire sera envahi par des tubercules, il faudra apporter la plus grande circonspection dans l'emploi de l'eau minérale. Il faudra que tout mouvement actif, hémorrhagique du pouls soit calmé, qu'il n'y ait plus dans le poumon que du sang extravasé dans les lamelles de son tissu. On conçoit que l'eau sulfureuse sera seulement utile en réveillant l'activité des vaisseaux absorbants du système à sang noir.

Avant donc d'envoyer à Cauterets un malade qui viendrait d'avoir une hémoptysie, il faudra être bien assuré que tout molimen hémorrhagique a cessé.

Les maladies du cœur sont une contre-indication presque toujours formelle quand elles sont liées à des hémorrhagies nasales ou pulmonaires. Il n'y a que celles qui sont sous la dépendance d'un principe rhumatismal qui pourront en espérer un bon effet.

Toute suppression d'un flux sanguin normal (règles) ou devenu un besoin morbide (hémorrhoïdes) aura lieu de s'applaudir de l'usage des eaux.

Systéme digestif. — Il est des constitutions débilitées, des sujets affectés de gastralgies, de gastrites, de dyspepsies qui éprouvent des dérangemènts immédiats dès les premières prises d'eau minérale. Ce n'est pas une raison pour en proscrire immédiatement l'emploi. Il suffit souvent de les couper avec un peu de lait, de sirop calmant ou astringent, même légèrement purgatif, selon que les eaux déterminent constipation ou diarrhée pour mettre fin à ces dérangements et obtenir leur tolérance. Néanmoins si ces diarrhées ou constipations avec douleurs entéralgiques étaient accompagnées d'un état fébrile primitif ou subséquent à leur usage, il y aurait lieu a en supprimer la boisson. C'est ce que nous avons vu dans une des observations que nous avons citée au sujet des fièvres thermales.

Tous les dérangements intestinaux qui tiennent à la fièvre étique, les diarrhées colliquatives sont des contre-indications formelles. Au contraire toutes les diarrhées atoniques, sans fièvre ; tous ces flux intestinaux qui restent après les fièvres graves, typhoïdes ou paludéennes, après de vieilles et longues dyssenteries ; toutes ces entérorrhées liées à un épuisement de la constitution et qui souvent achèvent le malade qui vient d'échapper à une fièvre aiguë intense ; les lienthéries, sont heureusement influencées par les eaux.

Souvent, pour certains sujets, l'indication ou la contre-indication sont des questions de doses qu'il suffit de modérer pour faire tolérer la médication thermale.

Nous avons dit qu'il n'y avait pas de lois absolues en thérapeutique thermale et que souvent tout dépendait de l'idiosyncrasie du sujet. De tous les systèmes fonctionnels le plus capricieux dans ses aptitudes de tolérance pour les eaux, est assurément le digestif. Tel estomac qui paraîtra fort irrité supportera très-bien d'assez fortes doses d'eau minérale et en sera avantageusement modifié, tandis que tel autre qui n'offrira que de légers troubles dans les fonctions, sera considérablement fatigué. C'est avec beaucoup de prudence et de ménagement qu'il faut commencer le traitement thermal, quand on l'adresse à une affection gastro-intestinale et surtout en bien surveiller les premiers effets.

Système dermique. —Nous avons à parler ici de la sueur et de sa suppression.

Aucun praticien n'ignore quelles peuvent être les suites redoutables d'une transpiration supprimée, soit sur tout le corps, soit seulement sur une partie.

Lorsque cette suppression n'est pas suivie d'une maladie aiguë, (nous n'avons pas à nous en occuper ici) le sujet n'échappe guères à une affection chronique. Les eaux de Cauterets sont toujours indiquées toutes les fois que l'on pourra rattacher à pareille cause les souffrances quelle que soit leur forme. Elles sont souveraines pour rétablir les fonctions dermiques, et on saisit facilement quels doivent être les heureux effets du rétablissement de ces fonctions sur les maux qui ont paru à la suite de leur suppression.

Aucun n'ignore les suites souvent redoutables de la suppression de la transpiration des pieds.

D'autre part les sueurs excessives sont des contre-indications toutes les fois que ces sueurs sont sous la dépendance d'une altération profonde d'un organe avec fièvre. Là rentrent toutes les sueurs nocturnes qui sont liées à des cavernes pulmonaires, à la fièvre étique. Certaines sueurs néanmoins, ainsi que nous l'avons vu dans notre observation personnelle, sont liées plutôt à un état d'asthénie, alors même que celui-ci a été engendré par une lésion du poumon qui existe encore, qu'elles ne sont sous la dépendance de cette lésion même. En ce cas l'indication est formelle et le succès est certain, ainsi que nous l'avons éprouvé nous-même. Mais si la lésion du poumon, quoique moindre, existe avec érétisme et fièvre et que la sueur soit l'expression de ce dernier état, il y a assurément contre-indication, car l'eau minérale, par son excitation exaspérera la fièvre et l'érétisme et conséquemment les sueurs qui en sont la conséquence. Il suffit d'un peu d'habitude et d'un peu d'attention pour bientôt distinguer ces deux cas. Le pouls est ici un puissant indicateur.

CONTRE-INDICATIONS FOURNIES PAR LES ORGANES
EN PARTICULIER.

Poitrine. — Un grand médecin a dit que l'on était souvent moins phthisique avec des cavernes qu'avec de simples tubercules crus. Nous avons sous les yeux en ce moment un malade chez qui le docteur Pleindoux, de Nîmes, de concert avec nous, a constaté depuis plus de quinze ans des cavernes très-étendues. Il fume, boit et mange comme si rien n'était. Les fréquents catarrhes qu'il contracte pendant la saison d'hiver se jugent par des expectorations d'une abondance surprenante. Pendant leur évolution le pouls est plein, mais doux, point dur ni serré, ondulent ; une douce sueur couvre la peau et tout se juge par une bronchorrée qui dure jusqu'à un nouveau catarrhe ou jusqu'au retour de la belle saison. — Je doute que jamais il succombe à son affection pulmonaire tellement son tempérament est fait à juger favorablement tout catarrhe, toute cause de trouble de cet organe.

Nous citons ce fait pour mieux faire ressortir combien les eaux seraient contre-indiquées chez celui chez qui les crises ne se feraient pas ainsi ; chez qui le catarrhe accidentel ne provoquerait qu'une sécrétion bronchique peu abondante, retiendrait, en quelque sorte, l'affection morbide et ne l'exprimerait, non point par un pouls large, plein, franc, mais par un pouls petit, serré, à pulsations nombreuses avec chaleur âcre de la peau.

Dans le premier cas, les eaux de Cauterets pourraient déterger ces muqueuses bronchiques qui sécrètent toujours ; dans le second une phthisie galoppante ne tarderait pas à être produite par l'excitation sulfureuse.

La toux, bien étudiée dans sa nature, l'expectoration, la dyspnée, les douleurs thoraciques, les ardeurs intérieures doivent être pesées en présence des autres symptômes fournis par l'auscultation, le pouls, la chaleur de la peau... etc., avant de pouvoir aider à décider de l'opportunité de la médication thermale.

Cœur — Nous en avons parlé au sujet de la circulation.

Utérus. — Toute inflammation aiguë de l'utérus quelles qu'en soient les causes est une contre-indication ; la concomittance de la fièvre, un état d'érétisme excessif, la constitution pléthorique, le tempérament sanguin ; les souffrances menstruelles qui coïncident, avec un sang épais riche en fibrine ; tous ces états qui, généralement indiquent des déplétions sanguines, sont des contre-indications.

Toutes les subinflammations de cet organe, qui sont plus ou moins liées à un état général de débilité peuvent être guéris à Cauterets.

Cela posé : disons un mot des diverses sources de notre riche station.

SOURCES ET ÉTABLISSEMENTS DIVERS

DE CAUTERETS.

LA RAILLÈRE.

Il y a toujours dans les légendes, même les plus naïves, certains fonds de vérité qui se révèle comme le *Deus ex machina*, lorsque l'on cherche à en pénétrer le sens. Les vertus de l'eau de la Raillère auraient été indiquées à des bergers par une vache étique qu'ils auraient vue aller instinctivement boire à cette source, alors ignorée, et reprendre en peu de jours embonpoint et santé.

Que ce soit histoire réelle ou simple allégorie, de nos jours des hommes qui ont une autre portée d'esprit que des bergers, les médecins-vétérinaires, envoient boire à la Raillère les chevaux-étalons, abîmés par la monte, devenus poussifs et catarrheux. Ils les voient en peu de jours reprendre forces et embonpoint et en état de reprendre leur service. Dira-t-on après cela que les eaux minérales n'agissent que sur l'imagination ?

La source la Raillère a reçu, à ce jour, la consécration de l'expérience et du temps. Les milliers de malades qui tous les ans se pressent autour de sa buvette lui ont donné, à juste titre, une réputation européenne.

Son eau est abondante, limpide, onctueuse au toucher, d'une saveur douce ; une poitrine malade éprouve en la buvant la sensation d'un velours qui parcourrait le gosier et l'œsophage. Sa température est de 38° 7°. Sa composition chimique la range parmi les sulfurées sodiques, comme toutes les sources de Cauterets (1).

Il y a un pavillon pour les gargarismes et vingt-neuf cabinets de bains, dont quatre possèdent des douches ascendantes.

Les organes pour lesquels cette source a une véritable action élective sont ceux de la cavité thoracique. Une dame à qui nous donnions des soins avait une affection granulée qui siégeait au col utérin et aussi au gosier. Sa constitution nerveuse nous avait conduit à lui prescrire les bains du *Petit Saint-Sauveur*, ainsi que la boisson et les gargarismes de la même source. Les granulations utérines diminuèrent, celles du gosier ne changeant pas ; mais il en fut autrement dès que nous la fîmes gargariser avec l'eau de la Raillère.

Ce fait surprenant nous a conduit à faire la contre-épreuve en commençant par l'eau de la Raillère. La région de col utérin était vivement excitée pendant que le gosier guérissait.

Les laryngites, bronchites, asthmes, phthisies, granulations, aphonies et généralement toutes les affections chroniques sus-diaphragmatiques se trouvent bien des eaux de la Raillère.

CÉSAR, LES ESPAGNOLS, PAUZE-NOUVEAU.

Ces trois sources présentent de grandes analogies dans leur composition chimique et leurs propriétés électives. Elles sont plus sulfureuses que la Raillère et s'adressent comme cette dernière aux affections thoraciques avec cette nuance qu'elles conviendront mieux dans les bronchorrhées atoniques chez les

---

(1) Nous ne pouvons nous étendre ici sur les détails d'analyse chimique et de dispositions balnéaires. Nous renverrons le lecteur à l'ouvrage très-détaillé, sous ce rapport, du docteur Gigot-Suard. (Paris, Baillière, 166).

vieillards, lorsque l'affection sera plutôt liée à un principe herpétique ou rhumatismal, qu'à un état lymphatique avec érétisme.

L'établissement dit des Thermes est alimenté par les deux sources de César et des Espagnols. Il y a là les grandes et petites douches, des bains, des bains de pieds. Les salles d'inhalation et de pulvérisation et une buvette pour chaque source.

La plus haute température de la source de César (45° 5°) et son plus haut degré de sulfuration l'ont fait préférer pour y établir la salle de pulvérisation qui est devenue insuffisante et que l'on va agrandir.

PAUZE-VIEUX.

Cette source s'adresse plus particulièrement aux dermatoses. Sa température est de 40°. Elle alimente, de concert avec une autre source, dite *sulfureuse-nouvelle,* d'une température de 33° c., un des plus confortables parmi les établissements existants à ce jour. Il y a grandes et petites douches, bains et buvette.

LE BOIS.

Il est bien regrettable que cet établissement soit d'un abord si difficile. Il y a trois sources : deux chaudes 43° c. et une tempérée 33 7°.

Les tumeurs blanches, les raideurs articulaires, suite de luxations ou d'affections rhumatismales et scrofuleuses sont admirablement réduites par cette source. Il y a bains et grandes douches.

LE PRÉ.

La haute température de cette source (48° c.) la rend utile dans les rhumatismes. Son degré de sulfuration, relativement

faible (0, g. 0 17), pourrait, jusqu'à un certain point, expli-
puer pourquoi on la recherche dans les rhumatismes nerveux.

LE PETIT-SAINT-SAUVEUR.

Cette source d'une température basse, 34° c. et d'une
faible sulfuration 9 g, 0 14 par litre, alimente l'établissement qui laisse le plus à désirer de tous ceux de Cauterets sous le rapport, nous ne dirons pas du confort,
mais de la simple commodité. C'est d'autant plus regrettable
que l'expérience a parlé en faveur de cette source et on lui
reconnaît généralement les propriétés des eaux de Saint-
Sauveur de Luz. Il est très-probable que le nom de cet établissement lui vient de cette heureuse analogie.

Quand donc leurs propriétaires voudront-ils faire ou laisser
faire?

Les eaux du Petit-Saint-Sauveur s'adressent aux rhumatismes nerveux, aux constitutions impressionnables, aux
suites des inflammations aiguës, lorsqu'il y a encore une sub-
irritation. On y traite l'hystérie, la métrite chroniqne, les engorgements du col, ses ulcérations, ses granulations ; les leucorrhées même avec une certaine irritation. C'est sur ces
organes génitaux de la femme que se traduit l'action élective
de cette source.

MAUHOURAT.

Cette source offre aussi une action élective très-caracté-
risée. C'est sur les organes digestifs qu'elle la porte. Elle est
un vrai type de puissance curative des maladies chroniques
de ces organes. Elle est seule parmi les nombreuses sources
de la riche station à offrir ces caractères d'élection pour le
système gastro-intestinal.

Cette puissance est si dessinée, si manifeste, que l'on voit des malades boire démesurément de l'eau de la Raillère et compter sur un ou plusieurs verres d'eau de Mauhourat pour en effectuer la digestion. Avons-nous besoin de condamner cette pratique? Que penser de gens qui se donnent une indigestion pour le plaisir de la guérir? Ce fait n'en est pas moins probant quant à l'action élective qui nous occupe ici.

Mauhourat n'a qu'une buvette qui reçoit presque autant de visiteurs que la Raillère elle-même. Sa réputation grandit tous les jours. On peut dire que lorsque les affections gastro-intestinales que l'on traite généralement par les eaux *bi-carbonatées-sodiques* ont résisté, elles cèdent à l'action de l'eau de Mauhourat. Il y a plus : l'eau de Mauhourat partage avec les autres sources de Cauterets le privilége, dont nous avons parlé déjà, de reconforter toute la constitution. Sous leur action la digestion se fait mieux et l'assimilation aussi.

Les dyspepsies, les flatulences, l'anorexie, la gastralgie, les troubles digestifs, les engorgements du système biliaire liés à des états de passivité ; les engorgements du foie, de la rate, les diarrhées qui sont les uns et les autres la conséquence des fièvres intermittentes et scorbutiques ; ces mêmes affections lorsqu'on peut les rapporter à un état herpétique ou syphilitique sont des indications de l'eau de Mauhourat.

Mauhourat est à nos yeux une des plus précieuses sources de la station et nous ne craindrions pas de la placer après la Raillère si cette dernière n'était pas hors ligne. Sa température est de 50°, sa sulfuration est de 0° 16.

LES YEUX.

Petite source qui larmoie dans la fente d'un rocher à laquelle les indigènes attribuent une vertu contre les ophthalmies. Elle n'est pas exploitée. On s'y lave les yeux.

LE ROCHER.

La source du *Rocher* dessert, en commun avec celle de
Rieumiset dont nous parlerons ci-après, un bel établissement
nouvellement construit et bien distribué.

Les vertus de l'eau du Rocher sont celles d'une eau peu
sulfurée 0, gr. 0065. C'est-à-dire peu excitante. Elle se rap-
procherait de l'eau du Petit-Saint-Sauveur, quant à ses propriétés thérapeutiques et ses propriétés électives. Cette source
d'une température de 36° c., dépose beaucoup de barégine.
On y traite avec succès les affections utérines. L'établissement a salles de douches ascendantes et fortes douches.

RIEUMISET.

Voici une source qui forme un type à part. C'est, disent
les chimistes, une *sulfureuse dégénérée*. Froide, 16° c., douce,
onctueuse au toucher; elle a la propriété d'attaquer le linge,
le bois, le ciment dans un temps très-court. (Orfila).

Quant à ses propriétés thérapeutiques, le Dr Camus la
recommande dans les névroses avec irritabilité excessive, les
dartres humides, les irritations utérines, hémorrhoïdales. Son
impression ne serait ni repercussive, ni émolliente. La peau
seule en garderait la salutaire influence. D'après le même
auteur les opthalmies scrofuleuses en ressentiraient le
meilleur effet.....

Pour nous le caractère thérapeutique distinctif de *Rieumiset* et qui seul servirait à sa gloire, c'est sa propriété
spécifique de mettre fin à tous les symptômes pathogénétiques produits par les autres sources sulfureuses de la
station. Nous en avons déjà longuement parlé à l'occasion de
la fièvre thermale. Que pourrions-nous dire de plus?

C'est un fait excessivement intéressant et une circonstance
des plus heureuses d'avoir, dans une station aussi riche en

sources pouvant toutes occasionner des symptômes morbides, regrettables, une d'elles qui soit un véritable antidote de l'intoxication thermale. Nous n'avons pas eu d'exemples quelle soit restée sans effets dans ces circonstances.

LES ŒUFS.

Cette abondante source, provenant de la réunion de six à sept griffons, offre le débit énorme de 600,000 litres par vingt-quatre heures ! sa température est de 53° c. Elle est destinée à alimenter le splendide établissement actuellement en construction qui sera livré en 1869. Ce sera un des plus beaux établissements balnéaires du monde. Un bassin de natation de 20 mètres de longueur sur 8 mètres de largeur, a eau minérale courante, établi dans un jardin central, sera entouré par les constructions où se trouveront toutes les ressources de l'art hydrothérapique thermal.

On peut pressentir de quelle utilité sera pour les constitutions faibles, pour les jeunes enfants surtout, un bassin de natation qui permettra pendant le bain tous les exercices de la gymnastique. On sait combien l'exercice du corps seconde les bons effets de l'eau de mer.

EAUX DE CAUTERETS TRANSPORTÉES.

Les merveilleuses cures obtenues auprès de la station qui nous occupe ont naturellement suggéré l'heureuse idée de transporter ces eaux, afin de les mettre à la portée de chacun.

La première condition pour arriver à ces fins était de savoir si ces eaux pouvaient supporter le transport sans se décomposer. Les expériences précises d'hommes dont la parole est souveraine, en pareille matière, ne permettent pas aujourd'hui le doute à cet égard. MM. Filhol à Toulouse et Lefort, à Paris, ont, en même temps, constaté que les eaux de Cauterets, mises en bouteilles depuis un an, avaient à peine perdu un vingtième de leur sulfuration.

On sait d'ailleurs très-bien que parmi les eaux sulfureuses, celles à base de *sulfure de sodium*, sont les plus stables. Les Eaux-Bonnes, examinées par M. Broca, après un même temps de séjour en bouteille, ont présenté une perte double. Depuis les expériences de MM. Filhol et Lefort, M. Broca a mis en pratique un mode d'embouteillage par lequel il arrive à avoir mis l'eau en bouteilles, l'ayant privée de tout contact avec l'air.

Les praticiens peuvent donc être parfaitement rassurés sur la parfaite conservation des eaux de Cauterets transportées. Ils peuvent d'ailleurs les éprouver au sulfydhomètre avant leur emploi.

Voyons maintenant quelle utilité l'on peut retirer de ces eaux transportées.

Emploi des Eaux transportées.

Nous devons reconnaître, avec toute sincérité, que les eaux minérales de Cauterets partagent avec celles de Bonnes, le triste privilége de ne pas offrir les mêmes vertus lorsqu'elles sont transportées que lorsqu'elles sont prises sur place. Cependant elles conservent assez de leur valeur pour que la thérapeutipue ne se prive pas de ce précieux moyen curateur des maladies chroniques; moyens malheureusement si rares, dont la thérapeutique est bien pauvre dans ces affections.

Il est d'usage que la plupart des personnes qui viennent faire une saison à Cauterets, emportent ou se font envoyer, dans le courant de l'hiver, un plus ou moins grand nombre de bouteilles d'eau minérale de *la Raillère, de César* ou de **Mauhourat**. Elles ont lieu assurément de se louer de cette pratique, puisque depuis plusieurs années elles la suivent. Nous avons dit dans le récit de notre observation personnelle le bien que nous éprouvions en hiver de l'emploi de l'eau de la Raillère conservée.

L'utilité des eaux de Cauterets, transportées, ne se déduit pas seulement à priori de leur état de parfaite conservation; mais aussi du fait expérimental qui est l'important pour nous.

Le lecteur peut avoir remarqué dans le courant de cet écrit que nous n'avons pas beaucoup parlé des analyses chimiques sur lesquelles les expériences que l'on avait fondées sont encore à se réaliser. Sans repousser ces moyens de qualifier une eau minérale et de lui assigner le rang qu'elle mérite dans un laboratoire, il nous faut une autre analyse, l'analyse médicale, celle que lui fait subir son application au sujet qu'on lui propose de guérir, et celle-là seule dira le rang qu'elle doit prendre dans la matière médicale.

C'est parce que les eaux de Cauterets, transportées, ont subi cette analyse chimique, qn'elles ont fait leurs preuves au lit du malade, que nous nous permettons de les recommander. Le praticien trouvera en elles de ces ressources dont toutes les autres substances de la matière médicale sont si avares dans les maladies chroniques.

Voyons d'abord leurs indications.

Nous terminerons ensuite par les modes d'emploi.

Indication des Eaux transportées.

Dans l'étude que nous avons faite ci-devant de la fièvre thermale, nous avons constaté que les eaux minérales de Cauterets agissaient dans le sens des efforts de la nature, en imprimant à l'organisme une tonalité qui redoublait les efforts de cette puissance curative que nous avons nommée force médicatrice.

Il est facile de comprendre et l'observation d'ailleurs démontre, que ce puissant concours apporté par une saison passée aux eaux n'est pas indéfini. Que cet effet bienfaisant tarit plus ou moins tôt, et que quoique l'action d'une médication thermale faite à la station se fasse sentir pendant deux ou trois mois, elle finit par s'éteindre. Naturellement il y a lieu à la raviver, si la guérison n'a pas été complète. C'est donc le cas d'avoir recours aux eaux transportées. Elles auront pour effet de maintenir le salutaire effort et faire continuer la lutte qui tend à la cure définitive.

Cet emploi, toutefois, devra être fait avec discernement et prudence. Il y aura lieu à se préoccuper de l'excitation qu'elles procurent, des symptômes pathogénétiques que ces eaux pourraient éveiller ; en un mot elles auront besoin de l'œil du praticien, chargé de la direction du malade, absolument comme leur emploi sur les lieux d'origine.

Les maladies chroniqnes sont longues dans leur évolution. La nature met du temps à les vaincre. Il faut donc que la médication qui leur vient en aide soit comme elles persistante et tenace.

Comme prophylactiques, les eaux minérales de Cauterets seront encore d'un grand secours. Nous croyons ces eaux bien préférables aux autres agents dits altérants de la matière médicale, à toutes ces préparations chimiques qui ne sauraient imiter les médicaments justement appelés naturels. Une eau minérale artificielle a-t-elle jamais été rien de bon?

Il se fait aujourd'hui, dans la pratique médicale, un retour vers l'emploi de ces médicaments naturels que l'on préfère, avec juste raison, aux préparations chimiques qui avaient trop envahi la thérapeutique. On prescrira une bouteille d'ean de *Frédérichtall* et non du sulfate de magnésie.

Une constitution languissante, chlorotique, anémiqne, recevra, avec plus d'avantage, les eaux minérales naturelles ferrugineuses que les préparations de fer mises en pilules plus on moins bien dorées.

Constitutions débilitées. — Conséquemment : les eaux de Cauterets transportées seront administrées avec succès chez ces jeunes constitutions qui s'étiolent, chez ces jeunes filles menacées de phthysie et chez lesquelles on redoute, avec raison, l'époque si critique de l'établissement du flux cataménial.

Les débilités du jeune âge qui font transporter les enfants dans les régions méridionales, dans les stations d'hiver, n'auront qn'à se louer de l'usage de ces eaux de Cauterets transportées. Cette tonalité, qu'elles ont la propriété d'éveiller, ce remontement général sur lequel tous les auteurs sont d'accord, viendront seconder les bons effets des climats privilégiés. Elles devront entrer dans le régime, à côté des vins généreux et des viandes saignantes. Il y a lieu vraiment d'être surpris que l'on n'ait pas songé plus tôt à tout ce qu'on pouvait retirer de ces eaux qui tiennent et du médicament et de l'aliment.

Si nous sommes convaincus de l'action efficace des eaux de Cauterets contre des états morbides acquis, n'est-il pas logique d'admettre que les mêmes moyens empêcheraient leur développement.

On a dit et répété que l'on pouvait naître avec une constitution phthisique, sans que la phthisie se développât jamais. A quoi cela tient-il ? !A ce que des conditions hygiéniques retiennent le sujet sur le penchant de l'abîme. Encore un peu de débilitation dans l'ensemble et la maladie locale va s'évoluer. Eh bien ! c'est en s'opposant à cette débilitation extrême que nous expliquons l'action prophylactique des eaux minérales en question. On peut arriver même, par un usage longtemps et sagement continué de ce moyen, à changer ou tout au moins à modifier profondément la constitution ; imprimer à l'habitus général un essor qui le porte à se produire sous un nouveau jour.

Ceci n'est point une vaine phraséologie. Le fait se trouve dans la pratique. Voyez combien de personnes reviennent à Cauterets depuis plusieurs années et combien d'autres, (nous le premier), ont souvent à regretter une seule interruption d'une saison. Ces organismes ont besoin de se retremper continuellement. Ils sentent que l'usage des eaux est un besoin pour eux.

Période apérétique des maladies aiguës. — Les eaux de Cauterets, transportées, trouveront encore leur indication d'emploi dans la période apérétique des maladies aiguës.

Il n'est aucun praticien qui n'ait sous les yeux ces états passifs qui suivent les maladies aiguës. Il n'y a pas de fièvre, l'orage est passé , mais les ravages de la tempête sont là. Les tissus sont moux, les muqueuses relâchées et pâles...

C'est le cas de recourir aux eaux de Cauterets. Elles seront le meilleur gargarisme à la suite d'une maladie de l'arrière-gorge du larynx. Elles seront le meilleur *kermès* s'il y a eu une pneumonie. Les stases sanguines du parenchyme pulmonaire, à la suite des pneumonies aiguës, franches ou étant dans la dépendance d'une affection typhoïde, les irritations bronchiques, les toux catarrhales qui suivent les maladies morbillaires chez les enfants, ne trouveront pas de meilleures potions que quelques verres d'eau de Cauterets ramenée à une température convenable.

Pour toutes ces maladies qui ont siégé dans la région sus-diaphragmatique, ce sera aux sources de la Raillère ou de César qu'il faudra recourir, en se basant pour la préférence à donner à l'une ou à l'autre sur ce que nous avons dit à l'article : *Appropriation des eaux*.

La découverte du laryngoscope a permis de voir les organes qui, jusqu'à ce jour, avaient échappé à nos sens. L'épiglotte, la glotte, les cordes vocales supérieures, même le haut de la trachée, peuvent être mis sous le regard. Lors donc que l'on voit ces divers organes, ou mieux la muqueuse qui les tapisse, être le siége d'une rougeur plus ou moins vive, d'une couleur lie de vin, d'un gonflement œdémateux ; qu'on y aperçoit des stries violacées, blanches ou grisâtres ; qu'on y distingue des granulations de diverses grosseurs, plus ou moins nombreuses, des ulcérations syphilitiques ou autres ; que ces caractères anatomiques sont concomittants avec des symptômes de difficulté de déglutition ou de respiration, de sensation, de sécheresse, d'érosion, de chaleur, de brûlure, de raucité, d'aphonie ; qu'il y a des raclements que le malade produit pour détacher des crachats granuleux, grisâtres, avec stries jaunes, sanguinolentes, on peut, en toute confiance, faire faire des gargarismes, des pulvérisations, appliquer des douches dans la gorge et même antour du col avec l'eau de la *Raillère* ou de *César* dont la spécificité contre ces maladies n'a plus besoin d'être affirmée.

Ces pulvérisations se font avec un des appareils portatifs de MM. Sales-Girons, Luër ou autres. Nous n'avons pas à les décrire ici. Ils sont assez connus.

Les eaux de *César* ou de la *Raillère* doivent être ramenées par le chauffage au bain-marie à une température de 40° pour la boisson et de 45° à 50° pour les pulvérisations et douches. On immerge la bouteille toute bouchée dans de l'eau froide dont on élève graduellement la température au degré voulu qu'il ne faut pas dépasser.

Nous ne saurions en dire davantage sans tomber dans les répétitions de ce que nous avons dit au sujet des indication et contre-indications de l'emploi des eaux de Cauterets.

Maladies gastro-intestinales. — Nous avons dit que l'eau de la source *Mauhourat* à Cauterets était propre à la cure des maladies du tube digestif. Nous avons dit aussi dans quelles nuances de ces maladies elle paraissait plus opportune. Nous n'y reviendrons pas.

Les bons résultats que l'on obtient à domicile de l'usage des eaux de Valz, de Vichy, de Condillac, de Quézac, etc., dans ces maladies, ne permettraient pas de douter du bien que l'on peut retirer de l'eau de *Mauhourat*, employée de la même manière, lorsqu'on saisit bien les indications que nous avons fournies.

Ces eaux se conservent très-bien, n'ont point de mauvais goût, ne troublent pas le vin. On peut les prendre partie à jeun, (un demi ou un verre le matin) et le reste aux repas, de manière à en consommer une bouteille dans la journée.

Lorsque l'indication de leur emploi est bien marquée, un mois de leur usage suffit pour produire les meilleurs effets.

Maladies utérines. — L'eau de la source *César*, la plus sulfurée des sources de Cauterets, est aussi employée avec

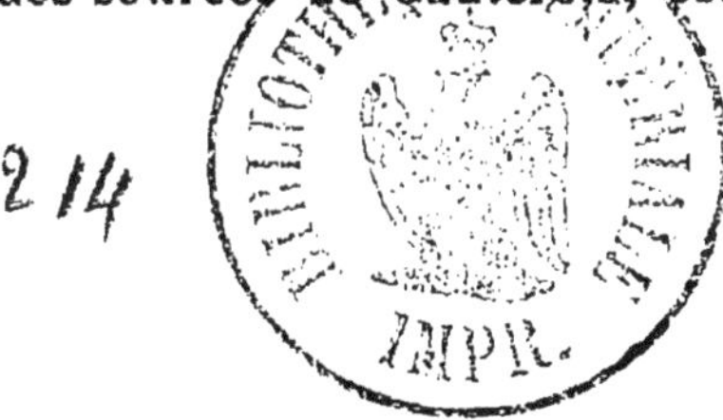

les plus grands avantages pour la cure des maladies de cet organe et de ses annexes.

Ces maladies, généralement longues, demandent un traitement persistant, et l'utilité de ces eaux transportées est, à l'égard de ces maladies, une bonne fortune.

C'est principalement en bains locaux, en douches et en injections que nous croyons devoir les recommander. Il n'est point besoin pour cela d'en avoir une grande quantité, grâce à un appareil fort simple et fort ingénieux que vient de produire le Dr Salamon et qu'il nomme *chaise de toilette*.

Un verre d'eau minérale suffit au moyen de cet appareil pour faire des injections vaginales qui n'ont pour limites que la volonté de l'opérateur. Un dilatateur vaginal, sorte de spéculum en grille, est additionné à cet appareil et permet à l'eau introduite de baigner la muqueuse dans toutes ses parties. L'appareil fermé n'est plus qu'une chaise qui se confond avec les autres meubles de l'appartement. Nous croyons cet appareil destiné à favoriser grandement l'emploi local des liquides médicamenteux, en même temps qu'il est un meuble de toilette obligé.

Lorsque l'on voit l'utilité thérapeutique que l'on a retirée de l'eau douce dans les établissements hydrothérapiques qui se multiplient tous les jours, il y a lieu de s'étonner que l'emploi coordonné des eaux minérales, susceptibles du transport, ne constitue pas encore une thérapie spéciale des maladies chroniques. Il y a dans cet ensemble des sources minérales, si nombreuses aujourd'hui, un véritable arsenal thérapeutique, une matière médicale tout entière, autrement féconde, bien autrement riche, que ne peut l'être un établissement hydrothérapique qui n'a pour lui que le mode, la forme d'application ; tandis que les eaux minérales, outre ces formes, qu'il leur est toujours loisible d'appeler à leur aide, ont en elles des qualités spécifiques auxquelles on ne

saurait trop faire appel. — Dans une autre étude nous exa-
minerons cette question.

Pour toute conclusion nous ne saurions trop engager les
praticiens à recourir à ces eaux minérales transportées, précieuse ressource, la seule, peut-être, réellement efficace
dans les maladies chroniques.

Maison Lafargue : Coderc, Degréteau, et Poujol, succ.

Bordeaux. — Imp. de F. Degréteau et Cie.

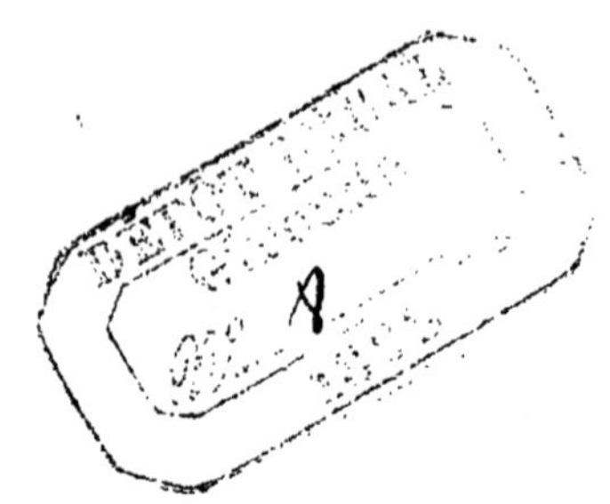

AVIS

On peut se procurer les Eaux de Cauterets dans les principau[x]
dépôts d'Eaux minérales, et notamment chez les dépositair[es]
ci-après :

A PARIS. . . . . . . Magasin de la Cie de Vichy, 22, Boul. Montmartr[e]
                M. LESCAN, négociant, 18, rue de Choiseuil.
                M. BOILE, pharmacien, 35, cité d'Antin.
A LYON. . . . . . . M. ANDRÉ,   *id.*   place des Célestins.
A MARSEILLE. . . M. DONADEI, 9, rue Paradis.
A BORDEAUX . . . M. PEICHAUT, 29, cours de Tourny.
                M. PRIVAT, 38, allées de Tourny.
A NANTES. . . . . . M. HOUSSIER, 11, rue Boileau.
A TOULOUSE . . . M. CAZAC, pharmacien, 18, rue Saint-Étienne.
                M. MAGNES-LAHENS, pharm., 24, r. des Couteliers.
                M. BRUN, pharmacien, faubourg Saint-Cyprien.
A MONTPELLIER. MM. BELUCHON frères, pl. des États du Languedoc.
A NICE. . . . . M. GIACOMETTI, pharmacien.
                M. THAON, quai Masséna.
A STRASBOURG . M. DREYFUS, 37, faubourg de Saverne
A NIMES . . . . M. VIDAL DELACOUR, rue des Marchands.
A DIJON . . . . M. GAUTHERET-MORELLE, 4, rue Bannelier.
A POITIERS. . . . . M. MAUDUYT, pharm., rue Notre-Dame-la-Petite.
A BREST . . . . M. JUVENTIN, 48, rue de Larampe.
A MONTAUBAN . . M. PRUNETIS-CASTEL, rue Ville-Nouvelle.
A VILLEFRANCHE-
    D'AVEYRON. M. BIGNON, droguiste.
A BESANÇON . . . M. CHARTON, Grande-Rue.
A RODEZ . . . . M. VERGNES, négociant.
A AGEN. . . . . M. ROZES-JOLY, pharmacien.

On peut aussi les recevoir directement en s'adressant au Directeur de
la Société des Eaux à Cauterets.

Bordeaux, — Imp. de F. DEGRÉTEAU et Cie.

9 782019 666637